John F. Canenbley

Überleben mit Lungenkrebs

bup

John F. Canenbley
Überleben mit Lungenkrebs

ISBN 978-3-69035-407-3

Bestellnummer: 1936
Auch als eBook verfügbar
(978-3-69035-419-6)

© Bremen University Press, 2025.
Die Nutzung des Manuskripts im Ganzen oder in Teilen ohne vorherige schriftliche Zustimmung des Verlags ist nicht zulässig.

Bremen University Press
Fahrenheitstr. 11
28359 Bremen

bup@bremenuniversitypress.com
www.bremenuniversitypress.com

John F. Canenbley

Überleben mit Lungenkrebs

Inhaltsverzeichnis

VORWORT		**8**
1.	**EINLEITUNG**	**11**
1.1	Bedeutung von Lungenkrebs in der Medizin	11
1.2	Zielsetzung des Buches	13
2.	**GRUNDLAGEN DES LUNGENKREBSES**	**15**
2.1	Anatomie und Physiologie der Lunge	15
2.2	Molekularbiologische Grundlagen	18
2.3	Klassifikation von Lungenkrebs	23
3.	**URSACHEN UND RISIKOFAKTOREN**	**27**
3.1	Umwelt- und Lebensstilfaktoren	27
3.2	Genetische Prädisposition	31
3.3	Präventive Maßnahmen	36
4.	**DIAGNOSTIK VON LUNGENKREBS**	**41**
4.1	Symptome und klinische Hinweise	41
4.2	Bildgebende Verfahren	44
4.3	Histopathologische Diagnostik	48
4.4	Staging-Systeme	51
5.	**THERAPIEN BEI LUNGENKREBS**	**55**
5.1	Chirurgische Behandlung	55
5.2	Strahlentherapie	58
5.3	Chemotherapie	61

5.4	Zielgerichtete Therapien	65
5.5	Immuntherapie	71
5.6	Palliativmedizin	78
6.	SPEZIELLE THEMEN UND HERAUSFORDERUNGEN	82
6.1	Behandlung von metastasiertem Lungenkrebs	82
6.2	Lungenkrebs bei spezifischen Patientengruppen	85
6.3	Seltene Subtypen und Therapiestrategien	89
7.	PRAKTISCHER ABLAUF	93
7.1.	Verdachtsfall	93
7.2.	Die Diagnose bestätigt sich	96
7.3.	Lange Leben mit Lungenkrebs	100
7.4.	Psychologische Begleitung	105
8.	ZUKÜNFTIGE ENTWICKLUNGEN	111
8.1	Fortschritte in der Diagnostik	111
8.1.1.	Liquid Biopsy	111
8.1.2.	Biomarker-Analyse	115
8.1.3.	Atemluftanalysen	119
8.1.4.	Künstliche Intelligenz	123
8.2	Präzisionsmedizin	128
8.3	Innovative Therapieansätze	130
8.3.1.	Neues in der Immuntherapie	130
8.3.2.	Impfstoffe gegen Krebs	134
8.3.3.	Gentherapien	138
8.3.4.	Onkolytische Viren	143

8.3.5.	Fortschritte in der Zelltherapie	147
9.	**PRAXISBEISPIELE**	**151**
9.1	Diagnostische Herausforderungen	151
9.2	Multimodale Therapieansätze	154
9.3	Langzeitüberleben und Lebensqualität	158
9.	**FAZIT UND AUSBLICK**	**162**

Hinweis: Dieses Buch ist modular aufgebaut, sodass jedes Kapitel auch eigenständig gelesen werden kann. Hieraus resultierende gelegentliche Wiederholungen sind unvermeidlich.

Vorwort

Die Diagnose einer bösartigen Lungenerkrankung stellt einen tiefgreifenden Einschnitt in das Leben eines Menschen dar und bringt sowohl medizinische als auch emotionale Herausforderungen mit sich. Sie bedeutet, dass eine ernsthafte Erkrankung vorliegt, die einer umfassenden Behandlung bedarf, deren Verlauf und Prognose jedoch zunehmend von modernen Therapiemöglichkeiten beeinflusst wird. Die erste Reaktion auf eine solche Diagnose ist häufig von Schock, Angst und Unsicherheit geprägt, da Lungenkrebs lange Zeit als eine der schwerwiegendsten Krebsarten galt. Doch durch den erheblichen Fortschritt in der Onkologie gibt es heute zahlreiche Therapieoptionen, die eine langfristige Kontrolle der Erkrankung ermöglichen und in vielen Fällen die Prognose erheblich verbessern können.

Nach der Diagnose ist es entscheidend, sich umfassend über die individuellen Behandlungsmöglichkeiten zu informieren und gemeinsam mit einem spezialisierten medizinischen Team eine personalisierte Therapie zu planen. Die genaue Klassifikation des Tumors, seine molekulargenetischen Eigenschaften und das Stadium der Erkrankung bestimmen, welche Behandlungsstrategien zum Einsatz kommen. Während in frühen Stadien eine vollständige Heilung durch eine chirurgische Entfernung des Tumors möglich sein kann, gibt es auch für fortgeschrittene Stadien mittlerweile vielversprechende

Therapieansätze, die das Überleben signifikant verlängern und die Lebensqualität verbessern können. Zielgerichtete Therapien, Immuntherapien und moderne Kombinationstherapien haben dazu geführt, dass viele Patienten auch mit einer fortgeschrittenen Erkrankung über lange Zeiträume ein erfülltes Leben führen können.

Neben den medizinischen Maßnahmen ist es ebenso wichtig, sich psychisch mit der Diagnose auseinanderzusetzen und Unterstützung anzunehmen. Die Auseinandersetzung mit der Erkrankung kann helfen, Ängste zu bewältigen und eine aktive Rolle im eigenen Behandlungsprozess zu übernehmen. Dabei kann die Unterstützung durch Familie, Freunde oder psychologische Begleitung von entscheidender Bedeutung sein, um mit den emotionalen Herausforderungen umzugehen.

Die Frage, ob man mit Lungenkrebs überleben kann, lässt sich nicht pauschal beantworten, da sie von zahlreichen Faktoren abhängt, darunter der spezifische Tumortyp, das Krankheitsstadium, der allgemeine Gesundheitszustand und die individuelle Reaktion auf die Therapie. Dank des medizinischen Fortschritts gibt es jedoch immer mehr Menschen, die über Jahre oder sogar Jahrzehnte mit der Erkrankung leben können. Insbesondere die Entwicklungen in der personalisierten Medizin haben dazu beigetragen, dass sich die Überlebensraten für viele Patienten erheblich verbessert haben. In einigen Fällen kann die Erkrankung in eine chronische, aber kontrollierbare Form überführt werden, sodass ein weitgehend normales Leben möglich ist.

Die Diagnose Lungenkrebs ist zweifellos eine einschneidende Nachricht, die mit vielen Herausforderungen verbunden ist. Doch sie bedeutet nicht zwangsläufig ein unmittelbares oder unausweichliches Ende.

1. Einleitung

1.1 Bedeutung von Lungenkrebs in der Medizin

Lungenkrebs ist eine der weltweit häufigsten und tödlichsten malignen Erkrankungen und nimmt eine zentrale Rolle in der Onkologie ein.

Mit seiner hohen Inzidenz und der damit einhergehenden Mortalität stellt er eine der größten Herausforderungen für die moderne Medizin und das Gesundheitswesen dar. Diese Krankheit ist durch eine unkontrollierte Proliferation von malignen Zellen im Lungengewebe charakterisiert, die in der Regel von einer Vielzahl von genetischen und umweltbedingten Faktoren beeinflusst wird. Zu den Hauptursachen gehören der Tabakkonsum, der für den Großteil der Fälle verantwortlich ist, sowie berufliche Expositionen gegenüber krebserregenden Substanzen, Luftverschmutzung und genetische Prädispositionen.

Trotz erheblicher Fortschritte in der Diagnostik und Therapie bleibt die Prognose für Lungenkrebspatienten oft ungünstig, insbesondere bei fortgeschrittenen Krankheitsstadien, in denen die meisten Diagnosen gestellt werden. Frühe Stadien des Lungenkrebses sind häufig asymptomatisch, was die frühzeitige Erkennung erschwert und die Chancen auf kurative Therapiemöglichkeiten wie chirurgische Resektion oder stereotaktische Strahlentherapie begrenzt.

Die molekulare Charakterisierung von Lungenkrebs hat jedoch in den letzten Jahren zu einem besseren Verständnis der Krankheitsbiologie geführt und den Weg für personalisierte Therapieansätze geebnet. Insbesondere die Identifizierung von treibenden genetischen Mutationen und aberranten Signalwegen hat zur Entwicklung zielgerichteter Therapien beigetragen, die die Überlebensraten und die Lebensqualität von Patienten mit bestimmten molekularen Subtypen deutlich verbessern konnten.

Ein weiterer Fortschritt in der Behandlung von Lungenkrebs ist der Einsatz von Immuntherapien, insbesondere von Checkpoint-Inhibitoren, die das Immunsystem des Patienten reaktivieren, um maligne Zellen effektiver zu bekämpfen. Diese Therapien haben sich insbesondere beim nicht-kleinzelligen Lungenkarzinom, der häufigsten Form dieser Krankheit, als bahnbrechend erwiesen. Dennoch bleiben die Herausforderungen zahlreich, insbesondere in Bezug auf die Entwicklung von Resistenzen gegenüber zielgerichteten Therapien und Immuntherapien sowie die Behandlung von Patienten mit komorbiden Erkrankungen, die eine optimale Therapie oft erschweren.

Die Bedeutung von Lungenkrebs in der Medizin geht jedoch über die klinische Behandlung hinaus und umfasst auch Aspekte der Prävention und Früherkennung. Präventionsmaßnahmen wie die Reduktion des Tabakkonsums, die Verbesserung der Luftqualität und die Identifikation von Hochrisikogruppen haben das Potenzial, die Inzidenz dieser Krankheit nachhaltig zu senken. Zudem gewinnen Screening-Programme, insbesondere die Niedrigdosis-CT-Untersuchung bei Hochrisikopersonen, zunehmend an Bedeutung, da sie eine Früherkennung und somit eine potenziell kurative Behandlung ermöglichen können.

1.2 Zielsetzung des Buches

Dieses Buch bietet eine Darstellung der Diagnose und Therapie von Lungenkrebs, die sowohl grundlegende als auch fortgeschrittene Kenntnisse vermittelt.

Es richtet sich in erster Linie an Betroffene und strebt an, die komplexen medizinischen Zusammenhänge verständlich darzustellen, ohne dabei wissenschaftliche Präzision zu vernachlässigen.

Die Inhalte basieren auf den neuesten wissenschaftlichen Erkenntnissen und spiegeln den aktuellen Stand der Forschung und klinischen Praxis wider. Gleichzeitig werden praxisnahe Strategien aufgezeigt, die Betroffenen und ihren Angehörigen Orientierung und Unterstützung bieten sollen.

Besonderer Wert wird auf die Vermittlung eines fundierten Verständnisses der Krankheitsentstehung gelegt, wobei genetische, umweltbedingte und individuelle Risikofaktoren berücksichtigt werden. Darüber hinaus wird die Bedeutung der modernen Diagnostik, einschließlich bildgebender Verfahren, molekularer Tests und Biopsietechniken, erläutert, um die entscheidenden

Schritte zur Klassifizierung und individuellen Anpassung der Therapie transparent zu machen. Die Darstellung der verschiedenen Therapieansätze, von der chirurgischen Behandlung über die Strahlentherapie und Chemotherapie bis hin zu den neuesten Entwicklungen in der zielgerichteten Therapie und Immuntherapie, ermöglicht einen umfassenden Einblick in die verfügbaren Behandlungsoptionen.

Neben den medizinischen Aspekten wird der psychosozialen Unterstützung eine besondere Rolle eingeräumt, da Lungenkrebs nicht nur körperliche, sondern auch emotionale und soziale Herausforderungen mit sich bringt. Betroffenen werden Strategien an die Hand gegeben, um mit der Diagnose, der Therapie und deren Nebenwirkungen umzugehen, während gleichzeitig Wege aufgezeigt werden, wie sie aktiv in den Behandlungsprozess eingebunden werden können.

Das Buch versteht sich nicht nur als Informationsquelle, sondern auch als Leitfaden, der Mut macht und Betroffene dazu befähigt, informierte Entscheidungen über ihre Behandlung zu treffen. Durch die Integration aktueller wissenschaftlicher Erkenntnisse und die Fokussierung auf praxisnahe Ansätze stellt es eine wertvolle Ressource dar, die weit über die reine Wissensvermittlung hinausgeht. Ziel ist es, das Verständnis für die Krankheit zu fördern, den Umgang mit ihr zu erleichtern und Betroffene dabei zu unterstützen, die bestmögliche Lebensqualität zu bewahren.

2. Grundlagen des Lungenkrebses

2.1 Anatomie und Physiologie der Lunge

Die Lunge ist ein hochkomplexes Organ, das eine zentrale Rolle im menschlichen Atmungssystem einnimmt und für den lebensnotwendigen Gasaustausch verantwortlich ist.

Sie besteht aus zwei asymmetrischen Lungenflügeln, die durch das Mediastinum voneinander getrennt sind. Der rechte Lungenflügel ist in drei Lappen unterteilt, während der linke Lungenflügel aufgrund der Lage des Herzens nur zwei Lappen aufweist. Jeder Lappen gliedert sich in mehrere Segmente, die wiederum von Bronchien und Bronchiolen durchzogen sind, welche die Luft bis in die feinsten Strukturen der Lunge leiten.

Das Atmungssystem beginnt in der oberen Atemwegsregion, bestehend aus Nasenhöhle, Nasennebenhöhlen, Pharynx und Larynx, und setzt sich in der Trachea fort, die sich an ihrer Bifurkation in den rechten und linken Hauptbronchus aufzweigt. Diese Hauptbronchien verzweigen sich weiter in Lappenbronchien, Segmentbronchien und schließlich in die Bronchiolen, die keine knorpelhaltige Struktur mehr besitzen und in den respiratorischen Bronchiolen münden. Diese führen zu den Alveolargängen, die in den Alveolen enden, den kleinsten funktionellen Einheiten der Lunge, in denen der eigentliche Gasaustausch zwischen der eingeatmeten Luft und dem Blutkreislauf erfolgt.

Die Alveolen sind von einem dichten Kapillarnetz umgeben, das den Sauerstoff aus der eingeatmeten Luft aufnimmt und gleichzeitig Kohlendioxid abgibt, das über die Exspiration aus dem Körper entfernt wird. Diese Diffusion der Atemgase wird durch die extrem dünne alveolokapilläre Membran ermöglicht, die nur aus einer einzelnen Zellschicht der Alveolarepithelzellen, einer dünnen Basalmembran und dem Endothel der Kapillaren besteht. Die alveolaren Pneumozyten lassen sich in zwei Typen unterteilen. Die Pneumozyten des ersten Typs sind großflächige, flache Zellen, die die primäre Austauschfläche für die Diffusion von Sauerstoff und Kohlendioxid bilden. Die Pneumozyten des zweiten Typs sind kubische Zellen, die für die Produktion des Surfactants verantwortlich sind, einer oberflächenaktiven Substanz, die die Oberflächenspannung in den Alveolen reduziert und deren Kollaps während der Exspiration verhindert.

Das Lungengerüst wird von einem komplexen interstitiellen Netzwerk aus Bindegewebe, elastischen Fasern und Fibroblasten gebildet, das für die strukturelle Stabilität und die elastischen Eigenschaften der Lunge sorgt. Diese elastischen Fasern ermöglichen die passive Rückstellung der Lunge nach der Inspiration, während das viszerale und parietale Pleuraepithel einen reibungsfreien Bewegungsablauf zwischen Lunge und Thoraxwand ermöglicht. Die Lungendurchblutung erfolgt über zwei verschiedene Gefäßsysteme. Die pulmonalen Arterien transportieren das sauerstoffarme Blut aus dem rechten Herzen in die Kapillaren der Alveolen, wo der Gasaustausch stattfindet. Das oxygenierte Blut wird über die pulmonalen Venen zurück in das linke Herz geführt und von dort in den systemischen Kreislauf gepumpt. Zusätzlich versorgen die bronchialen Arterien die Lunge mit Sauerstoff und Nährstoffen, die für die metabolischen Prozesse der Lungenzellen essenziell sind.

Das respiratorische Epithel der Bronchien besteht aus einem mehrreihigen, hochprismatischen Flimmerepithel mit Becherzellen, die Schleim produzieren, der inhalierte Partikel, Mikroorganismen und Schadstoffe bindet. Die beweglichen Zilien der Flimmerzellen transportieren diesen Schleim kontinuierlich in Richtung der oberen Atemwege, wo er abgehustet oder verschluckt wird. Dieses mukoziliäre Clearance-System stellt eine essenzielle Schutzfunktion dar und bildet eine der ersten Verteidigungslinien des Immunsystems gegen eingeatmete Schadstoffe und pathogene Mikroorganismen.

Die Lunge ist nicht nur ein passives Organ für den Gasaustausch, sondern auch ein immunologisch aktives Organ mit einer Vielzahl spezialisierter Zellen, die an der Immunabwehr beteiligt sind. Alveolarmakrophagen, dendritische Zellen und Lymphozyten erkennen und eliminieren pathogene Erreger sowie potenziell schädliche Partikel.

Darüber hinaus spielt die Lunge eine zentrale Rolle in der Regulation des Säure-Basen-Haushalts, indem sie durch Anpassung der Ventilation den Kohlendioxidgehalt im Blut steuert. Diese physiologischen Prozesse sind essenziell für die Homöostase des Organismus und werden durch ein komplexes Zusammenspiel zwischen zentralen Atemsteuerungszentren im Gehirn, peripheren Chemorezeptoren und mechanischen Sensoren in der Lunge reguliert.

Ein tiefgehendes Verständnis der Anatomie und Physiologie der Lunge ist grundlegend, um pathologische Veränderungen im Rahmen von Erkrankungen wie Lungenkrebs nachvollziehen zu können. Die Transformation gesunder Zellen in maligne Tumorzellen führt zu einer Störung der normalen Gewebearchitektur und Funktion, was nicht nur den Gasaustausch, sondern auch immunologische und metabolische Prozesse der Lunge erheblich beeinträchtigen kann. Die Wechselwirkungen zwischen Tumorzellen, dem umgebenden Mikromilieu und der körpereigenen Abwehr sind entscheidend für die Pathophysiologie des Lungenkrebses und beeinflussen das Wachstum, die Invasivität und die Metastasierung des Tumors.

2.2 Molekularbiologische Grundlagen

Lungenkrebs ist eine maligne Erkrankung, die durch eine Vielzahl genetischer und epigenetischer Veränderungen entsteht, welche die normale Zellhomöostase außer Kraft setzen und unkontrollierte Zellproliferation, Apoptose-Resistenz und Invasivität begünstigen.

Diese Veränderungen können sowohl durch exogene Karzinogene wie inhalative Toxine und krebserregende Substanzen als auch durch endogene Prozesse wie spontane Mutationen, oxidativen Stress und fehlerhafte DNA-Reparaturmechanismen induziert werden.

Genetische Alterationen umfassen Punktmutationen, Deletionen, Amplifikationen, Fusionen und chromosomale Umlagerungen, die entweder Onkogene aktivieren oder tumorsuppressive Mechanismen außer Kraft setzen. Epigenetische Modifikationen betreffen Mechanismen wie DNA-Methylierung, Histonmodifikationen und nicht-kodierende Ribonukleinsäuremoleküle, die die Genexpression ohne Veränderungen der zugrunde liegenden Desoxyribonukleinsäure-Sequenz regulieren.

Die Entwicklung von Lungenkrebs ist eng mit spezifischen Signalwegen verknüpft, die an der Zellproliferation, Differenzierung und Apoptose beteiligt sind. Eine der am häufigsten betroffenen molekularen Strukturen ist der epidermale Wachstumsfaktor-Rezeptor, der eine zentrale Rolle in der Regulation des Zellwachstums und der Zellüberlebensmechanismen spielt.

Aktivierende Mutationen in der Tyrosinkinasedomäne dieses Rezeptors führen zu einer konstitutiven Aktivierung intrazellulärer Signalwege, was eine unkontrollierte Zellteilung, Resistenz gegenüber programmiertem Zelltod und eine erhöhte Zellmigration fördert. Diese

Mutation ist insbesondere bei nicht-kleinzelligem Lungenkarzinom von großer klinischer Relevanz, da sie die Grundlage für den Einsatz von spezifischen Tyrosinkinase-Inhibitoren bildet, die selektiv die aberrante Signaltransduktion unterbinden.

Ein weiterer zentraler Signalweg in der Tumorentstehung betrifft das Protoonkogen, das für ein G-Protein kodiert, das eine Schlüsselrolle in der Regulation der Zellproliferation und Differenzierung spielt. Mutationen in diesem Gen führen zur permanenten Aktivierung des Proteins, was eine unkontrollierte Zellteilung begünstigt.

Diese Mutationen sind häufig mit einer Resistenz gegenüber bestimmten zielgerichteten Therapien assoziiert, sodass alternative Behandlungsstrategien erforderlich sind, um das Fortschreiten der Erkrankung zu kontrollieren. Molekularbiologische Untersuchungen haben gezeigt, dass unterschiedliche Mutationen in diesem Gen mit variierenden klinischen Verläufen und Ansprechraten auf Therapien korrelieren, was die Notwendigkeit einer individualisierten Herangehensweise in der Behandlung von Lungenkrebs unterstreicht.

Ein weiteres wichtiges genetisches Ereignis in der Pathogenese von Lungenkrebs sind Chromosomenumlagerungen, die zur Fusion bestimmter Gene führen und onkogene Treibermechanismen aktivieren. Diese Fusionen resultieren in der Bildung chimärer Proteine mit konstitutiver Tyrosinkinaseaktivität, die zu einer verstärkten Zellproliferation, Apoptose-Resistenz und einer erhöhten Metastasierung neoplastischer Zellen beitragen. Diese genetischen Veränderungen sind besonders relevant für therapeutische Interventionen, da sie gezielt durch spezifische Inhibitoren adressiert werden können, die die aberrante Kinaseaktivität hemmen und somit das Tumorwachstum kontrollieren.

Neben diesen genetischen Veränderungen spielen epigenetische Mechanismen eine wesentliche Rolle in der Regulation der Tumorprogression. DNA-Methylierungsmuster sind bei Lungenkrebs häufig verändert, was zur Inaktivierung tumorsuppressiver Gene führt, die unter physiologischen Bedingungen die Zellproliferation und Zellzykluskontrolle regulieren. Hypermethylierung von Promotorregionen essenzieller regulatorischer Gene kann deren Transkription unterdrücken und zur malignen Transformation beitragen.

Umgekehrt kann eine Hypomethylierung bestimmter genomischer Regionen die Expression von Onkogenen fördern und somit das Tumorwachstum begünstigen. Diese epigenetischen Veränderungen sind potenziell reversibel, was ihre therapeutische Bedeutung unterstreicht und den Einsatz epigenetischer Modulatoren als potenzielle Behandlungsstrategie rechtfertigt.

Histonmodifikationen sind eine weitere epigenetische Ebene der Genregulation, die in der Pathophysiologie von Lungenkrebs eine entscheidende Rolle spielt. Durch posttranslationale Modifikationen wie Acetylierung, Methylierung oder Phosphorylierung können Histonproteine die Chromatinstruktur beeinflussen und die

Zugänglichkeit der Desoxyribonukleinsäure für Transkriptionsfaktoren verändern. Veränderungen in diesen Modifikationen können zur Deregulation von Zellzyklus- und Apoptose-assoziierten Genen führen, was die Entstehung und das Fortschreiten des Tumors begünstigt. Diese Mechanismen stellen ebenfalls potenzielle therapeutische Zielstrukturen dar, die durch spezifische Inhibitoren moduliert werden können, um das epigenetische Gleichgewicht in Tumorzellen zu beeinflussen.

Zusätzlich zur genetischen und epigenetischen Regulation spielen nicht-kodierende Ribonukleinsäuremoleküle eine entscheidende Rolle in der Tumorprogression von Lungenkrebs. Mikro-Ribonukleinsäuren sind kleine regulatorische Moleküle, die durch Bindung an Botenribonukleinsäure-Moleküle die Translation von Proteinen beeinflussen. Dysregulationen in der Expression dieser nicht-kodierenden Ribonukleinsäuren können zu einer verstärkten Expression von Onkogenen oder einer verminderten Expression tumorsuppressiver Gene führen. Bestimmte Mikro-Ribonukleinsäuren sind in Lungenkrebszellen entweder überexprimiert oder supprimiert, was ihre Bedeutung als potenzielle Biomarker für Diagnostik und Therapie unterstreicht.

Die molekularbiologischen Grundlagen der Tumorentstehung und Progression von Lungenkrebs sind komplex und beinhalten ein Netzwerk aus genetischen, epigenetischen und regulatorischen Mechanismen, die die Zellproliferation, Differenzierung, Apoptose und Metastasierung beeinflussen. Diese Erkenntnisse haben nicht nur zur Entwicklung spezifischer molekularer Therapien geführt, sondern auch das Verständnis für interindividuelle Unterschiede im Krankheitsverlauf vertieft. Die Identifikation von Treibermutationen, epigenetischen Modifikationen und nicht-kodierenden Ribonukleinsäuremolekülen eröffnet neue Perspektiven für die personalisierte Medizin und ermöglicht es, Therapieansätze gezielt an die biologischen Charakteristika des jeweiligen Tumors anzupassen.

2.3 Klassifikation von Lungenkrebs

Lungenkrebs ist eine heterogene Gruppe maligner Erkrankungen, die histopathologisch in zwei Hauptformen unterteilt wird, die jeweils unterschiedliche biologische Eigenschaften, klinische Verläufe und therapeutische Strategien aufweisen.

Die Unterscheidung zwischen nicht-kleinzelligem Lungenkarzinom und kleinzelligem Lungenkarzinom basiert auf histologischen und molekularbiologischen Merkmalen der Tumorzellen, die durch mikroskopische Untersuchung und immunhistochemische Analysen charakterisiert werden. Diese Klassifikation ist von entscheidender Bedeutung, da sie direkte Implikationen für die Therapieplanung und Prognose hat.

Das **nicht-kleinzellige Lungenkarzinom** ist die häufigere Form und macht den Großteil aller Lungenkrebsfälle aus. Es zeichnet sich durch eine langsamere Wachstumsrate, eine geringere Neigung zur frühen

Metastasierung und eine höhere Sensitivität gegenüber chirurgischen, strahlentherapeutischen und gezielten molekularen Therapieansätzen aus.

Innerhalb dieser Gruppe werden weitere histologische Subtypen differenziert, die sich durch spezifische morphologische und molekulare Eigenschaften auszeichnen. Die häufigste histologische Variante ist das Adenokarzinom, das in der Regel peripher in der Lunge lokalisiert ist und sich aus glandulären Epithelzellen entwickelt, die Schleim produzieren können.

Es ist besonders häufig bei Nichtrauchern und zeigt eine hohe Assoziation mit bestimmten genetischen Treibermutationen, die therapeutische Angriffspunkte für zielgerichtete Inhibitoren darstellen. Eine weitere bedeutende Subgruppe des nicht-kleinzelligen Lungenkarzinoms ist das Plattenepithelkarzinom, das bevorzugt in den zentralen Bereichen der Lunge entsteht und mit einer chronischen Exposition gegenüber inhalativen Karzinogenen wie Tabakrauch in Verbindung steht. Charakteristisch für diese Tumoren ist eine keratinisierende Differenzierung sowie eine häufige Überexpression von Wachstumsfaktorrezeptoren, die therapeutisch adressiert werden können. Seltener tritt das großzellige Karzinom auf, das eine aggressive Wachstumsdynamik zeigt und histopathologisch durch eine fehlende glanduläre oder plattenepitheliale Differenzierung gekennzeichnet ist.

Das **kleinzellige Lungenkarzinom** stellt eine deutlich aggressivere Tumorentität dar, die sich durch eine extrem hohe Zellteilungsrate, eine frühe hämatogene und lymphogene Metastasierung sowie eine hohe Sensitivität gegenüber systemischen Therapien auszeichnet.

Die Tumorzellen sind klein, zeigen eine hohe Kern-Plasma-Ratio und exprimieren häufig neuroendokrine Marker, die auf eine Differenzierung aus neuroendokrinen Zellen des Bronchialepithels hinweisen. Diese biologischen Eigenschaften führen zu einer aggressiven klinischen Verlaufsform mit früher Dissemination, was zur Folge hat, dass diese Tumorart in den meisten Fällen bereits in fortgeschrittenen Stadien diagnostiziert wird.

Aufgrund der ausgeprägten Proliferationsdynamik spricht das kleinzellige Lungenkarzinom initial gut auf eine Kombination aus Chemotherapie und Strahlentherapie an, zeigt jedoch in vielen Fällen eine rasche Entwicklung von Therapieresistenzen, was die Langzeitprognose erheblich verschlechtert.

Die molekulargenetische Charakterisierung dieser Tumorarten hat in den letzten Jahren zu einer tieferen Differenzierung geführt und die Grundlage für die Entwicklung personalisierter Therapieansätze gelegt. Während das nicht-kleinzellige Lungenkarzinom zunehmend nach genetischen Treibermutationen und Expressionsprofilen unterteilt wird, basiert die Klassifikation des kleinzelligen Lungenkarzinoms derzeit primär auf histopathologischen und immunhistochemischen Markern.

Dennoch gibt es zunehmende Erkenntnisse darüber, dass sich auch das kleinzellige Lungenkarzinom durch unterschiedliche molekulare Subgruppen auszeichnet, die potenziell für zielgerichtete Therapien ansprechbar sein könnten.

Die Klassifikation von Lungenkrebs ist somit nicht nur eine histopathologische Einordnung, sondern ein entscheidender Faktor für die Wahl der therapeutischen Strategie. Die kontinuierliche Weiterentwicklung der molekularen Diagnostik und die Identifikation neuer therapeutischer Zielstrukturen tragen dazu bei, dass die Einteilung von Lungenkrebs zunehmend präziser wird und individuelle Behandlungsansätze ermöglicht, die die Prognose und Lebensqualität der Betroffenen erheblich verbessern können.

3. Ursachen und Risikofaktoren

3.1 Umwelt- und Lebensstilfaktoren

Die Entstehung von Lungenkrebs ist eng mit verschiedenen Umwelt- und Lebensstilfaktoren verknüpft, die über direkte und indirekte Mechanismen zur malignen Transformation von Zellen beitragen.

Der bedeutendste Risikofaktor für die Entwicklung dieser Erkrankung ist der Tabakkonsum, der für den Großteil aller Lungenkrebsfälle verantwortlich ist.

Tabakrauch enthält eine Vielzahl krebserregender Substanzen, die durch Inhalation in die Lunge gelangen und dort mutagene und zytotoxische Effekte auf das respiratorische Epithel ausüben. Diese Karzinogene interagieren mit der Desoxyribonukleinsäure der Epithelzellen, führen zu irreversiblen genetischen Veränderungen und begünstigen die Akkumulation von Mutationen in Onkogenen und tumorsuppressiven Genen.

Zusätzlich fördert der Tabakrauch die Entstehung chronischer Entzündungsprozesse, die die Zellregeneration beeinträchtigen und eine Mikro-Umgebung schaffen, die das Tumorwachstum begünstigt. Die Dauer und Intensität des Tabakkonsums korrelieren direkt mit dem individuellen Erkrankungsrisiko, wobei sowohl die Menge des inhalierten Rauchs als auch die Dauer der Exposition eine Rolle spielen.

Auch Passivrauchen erhöht das Risiko signifikant, da die in der Umgebungsluft freigesetzten Schadstoffe in die Atemwege gelangen und dort ähnliche mutagene Prozesse auslösen.

Neben dem Tabakkonsum spielt die Luftverschmutzung eine wesentliche Rolle in der Ätiologie des Lungenkrebses. Insbesondere die Exposition gegenüber Feinstaubpartikeln, Stickstoffoxiden und polyzyklischen aromatischen Kohlenwasserstoffen trägt zur Erhöhung des Erkrankungsrisikos bei. Diese Schadstoffe gelangen über die Atemluft in die Lunge, wo sie oxidativen Stress induzieren, entzündliche Prozesse auslösen und die Zellproliferation beeinflussen. Chronische Exposition gegenüber diesen Luftschadstoffen führt zu anhaltenden strukturellen und funktionellen Veränderungen des Lungengewebes, die die zelluläre Homöostase stören und das Entstehen von malignen Transformationen begünstigen.

Epidemiologische Studien belegen, dass Menschen, die in stark verschmutzten urbanen Regionen leben, ein erhöhtes Risiko für die Entwicklung von Lungenkrebs aufweisen, wobei die Dauer der Exposition und die Konzentration der Schadstoffe entscheidende Faktoren sind.

Ein weiterer relevanter Umweltfaktor ist die berufliche Exposition gegenüber karzinogenen Substanzen, die in bestimmten Industriezweigen vorkommen.

Besonders gut untersucht ist die Asbestexposition, die mit einem signifikant erhöhten Risiko für Lungenkrebs und andere maligne Erkrankungen des respiratorischen Systems assoziiert ist. Asbestfasern sind mikroskopisch kleine, langlebige Partikel, die nach Inhalation in der Lunge verbleiben, dort eine chronische Entzündungsreaktion auslösen und zu einer fortschreitenden Gewebeveränderung führen.

Die pathogene Wirkung von Asbest ist auf seine physikochemischen Eigenschaften zurückzuführen, die eine persistente Interaktion mit den Lungenzellen ermöglichen und die Entstehung genetischer Schäden begünstigen. Das Erkrankungsrisiko steigt mit der Intensität und Dauer der beruflichen Exposition, wobei synergistische Effekte mit Tabakkonsum zu einer erheblichen Steigerung der Karzinogenität führen.

Neben Asbest sind auch andere berufsbedingte Schadstoffe wie Silikate, Arsenverbindungen, polyzyklische aromatische Kohlenwasserstoffe, Chromverbindungen und Nickelverbindungen mit einem erhöhten Risiko für Lungenkrebs assoziiert. Arbeitsplätze in der chemischen Industrie, im Baugewerbe, in der Metallverarbeitung und im Bergbau sind besonders betroffen, da dort häufig inhalative Karzinogene freigesetzt werden, die über lange Zeiträume hinweg kumulativ auf das Lungengewebe einwirken.

Neben diesen inhalativen Expositionen können auch Ernährungsgewohnheiten und Lebensstilfaktoren das individuelle Erkrankungsrisiko modulieren. Während eine unausgewogene Ernährung mit einem hohen Anteil an gesättigten Fetten, verarbeiteten Lebensmitteln und einem niedrigen Gehalt an antioxidativen Nährstoffen potenziell zur Tumorentstehung beitragen kann, zeigen epidemiologische Studien, dass eine hohe Zufuhr von Obst, Gemüse und pflanzlichen Antioxidantien eine protektive Wirkung haben könnte.

Bestimmte Nährstoffe wie Carotinoide, Polyphenole und sekundäre Pflanzenstoffe wirken als Radikalfänger, reduzieren oxidativen Stress und unterstützen die physiologischen Reparaturmechanismen der Zelle. Darüber hinaus spielt körperliche Aktivität eine wichtige Rolle für die Erhaltung der Lungenfunktion und die Reduktion inflammatorischer Prozesse, die zur Krebsentstehung beitragen können.

Die Wechselwirkungen zwischen genetischen Prädispositionen und Umweltfaktoren sind komplex und beeinflussen die individuelle Suszeptibilität für die Entwicklung von Lungenkrebs. Während bestimmte genetische Variationen die metabolische Verarbeitung von Karzinogenen beeinflussen und somit die individuelle Anfälligkeit erhöhen können, zeigen neuere Forschungen, dass epigenetische Mechanismen eine wichtige Rolle in der Interaktion zwischen Umweltfaktoren und Genregulation spielen.

Modifikationen wie DNA-Methylierung und Histonveränderungen können durch Umweltfaktoren induziert werden und langfristige Auswirkungen auf die

Genexpression haben, was die Entwicklung einer malignen Transformation begünstigt.

Die Erforschung der Umwelt- und Lebensstilfaktoren, die zur Entstehung von Lungenkrebs beitragen, ist von entscheidender Bedeutung für die Entwicklung präventiver Strategien.

Maßnahmen zur Reduktion des Tabakkonsums, die Verbesserung der Luftqualität, der Schutz vor beruflichen Schadstoffen und die Förderung eines gesunden Lebensstils sind essenziell, um das individuelle und gesellschaftliche Krankheitsrisiko zu minimieren. Die Identifikation hochrisikobelasteter Gruppen und die Entwicklung gezielter Präventionsprogramme basierend auf wissenschaftlichen Erkenntnissen sind zentrale Elemente einer effektiven Gesundheitsstrategie zur Bekämpfung dieser Erkrankung.

3.2 Genetische Prädisposition

Die genetische Prädisposition spielt eine entscheidende Rolle in der individuellen Anfälligkeit für die Entwicklung von Lungenkrebs und beeinflusst das Risiko, an dieser malignen Erkrankung zu erkranken.

Während exogene Faktoren wie inhalative Karzinogene und Umweltgifte die Hauptursachen für die Entstehung dieser Tumorerkrankung darstellen, zeigen epidemiologische und molekulargenetische Studien, dass bestimmte erbliche genetische Variationen das individuelle Erkrankungsrisiko erheblich modifizieren können.

Diese genetischen Faktoren betreffen eine Vielzahl von biologischen Prozessen, darunter die metabolische Verarbeitung von Karzinogenen, die Mechanismen der Desoxyribonukleinsäure-Reparatur, die Regulation der Zellproliferation und die Kontrolle des programmierten Zelltods.

Familiäre Häufungen von Lungenkrebs wurden in mehreren epidemiologischen Studien dokumentiert, was darauf hindeutet, dass genetische Faktoren zur Entstehung dieser Erkrankung beitragen. Verwandte ersten Grades von Patienten mit Lungenkrebs haben ein signifikant erhöhtes Risiko, selbst an dieser Tumorart zu erkranken, auch wenn sie keinen direkten Kontakt mit exogenen Risikofaktoren wie Tabakrauch oder beruflichen Schadstoffen hatten.

Diese Beobachtungen deuten darauf hin, dass bestimmte vererbbare genetische Varianten das Erkrankungsrisiko modulieren und möglicherweise auch die individuelle Anfälligkeit gegenüber Umweltkarzinogenen beeinflussen.

Ein zentrales genetisches Risiko besteht in Mutationen, die Enzyme betreffen, die für die Metabolisierung von krebserregenden Substanzen verantwortlich sind. Die Fähigkeit, toxische Verbindungen zu entgiften oder sie in hochreaktive Metaboliten umzuwandeln, variiert individuell und wird durch genetische Polymorphismen bestimmt, die die Aktivität dieser Enzyme beeinflussen. Menschen mit bestimmten genetischen Varianten dieser Enzyme können entweder eine verminderte

Detoxifikation oder eine verstärkte Aktivierung von Karzinogenen aufweisen, was zu einer erhöhten Akkumulation mutagener Substanzen in den Lungenzellen führt. Diese genetische Variabilität erklärt zum Teil, warum manche Individuen trotz langjährigem Tabakkonsum nie an Lungenkrebs erkranken, während andere selbst ohne offensichtliche Exposition gegenüber Risikofaktoren eine hohe Anfälligkeit aufweisen.

Ein weiterer wesentlicher Aspekt der genetischen Prädisposition betrifft Mechanismen der Desoxyribonukleinsäure-Reparatur. Zelluläre Schutzsysteme erkennen und beheben Schäden, die durch oxidativen Stress, reaktive Sauerstoffspezies und Karzinogene in der Desoxyribonukleinsäure verursacht werden. Mutationen oder Polymorphismen in Genen, die für diese Reparaturmechanismen verantwortlich sind, können zu einer ineffizienten Behebung dieser Schäden führen, was die Anhäufung genetischer Fehler und die maligne Transformation von Zellen begünstigt.

Menschen mit genetischen Varianten, die zu einer verminderten Reparaturkapazität führen, haben daher ein höheres Risiko, Lungenkrebs zu entwickeln, insbesondere wenn sie gleichzeitig Umweltkarzinogenen ausgesetzt sind.

Neben den Mechanismen der Desoxyribonukleinsäure-Reparatur spielen genetische Faktoren, die an der Zellzykluskontrolle und Apoptoseregulation beteiligt sind, eine entscheidende Rolle in der Tumorentstehung. Kontrollmechanismen des Zellzyklus verhindern unkontrollierte Zellteilungen und induzieren den programmierten Zelltod bei Zellen, die genetische Schäden oder andere pathologische Veränderungen aufweisen. Mutationen in tumorsuppressiven Genen oder Aktivierungen von Onkogenen können diese Schutzmechanismen außer Kraft setzen, wodurch betroffene Zellen ihre Fähigkeit zur Apoptose verlieren und sich unkontrolliert vermehren können. Vererbbare genetische Veränderungen in diesen Signalwegen tragen zur erhöhten Suszeptibilität für Lungenkrebs bei und können die Wahrscheinlichkeit einer malignen Transformation erhöhen, insbesondere in Kombination mit Umweltfaktoren.

Genomweite Assoziationsstudien haben spezifische genetische Loci identifiziert, die mit einem erhöhten Lungenkrebsrisiko korrelieren. Diese genetischen Varianten befinden sich in Regionen, die mit der Regulation der Zellproliferation, der Entzündungsreaktion und der Signaltransduktion in Zusammenhang stehen. Einige dieser genetischen Marker sind mit einer erhöhten Expression von Wachstumsfaktorrezeptoren assoziiert, die die Tumorprogression fördern und gleichzeitig potenzielle Angriffspunkte für gezielte molekulare Therapien darstellen.

Neben den klassischen genetischen Mutationen und Polymorphismen spielen epigenetische Mechanismen eine zentrale Rolle in der erblichen Anfälligkeit für Lungenkrebs. Während genetische Mutationen direkt die Desoxyribonukleinsäure-Sequenz verändern, regulieren epigenetische Mechanismen die Genexpression ohne strukturelle Veränderungen der Desoxyribonukleinsäure. Diese epigenetischen Modifikationen, zu denen DNA-Methylierung, Histonmodifikationen und nichtkodierende Ribonukleinsäuremoleküle gehören, können durch Umweltfaktoren beeinflusst werden und interindividuelle Unterschiede in der Tumorsuszeptibilität erklären. Bestimmte epigenetische Muster, die mit Lungenkrebs assoziiert sind, können vererbt oder durch Expositionen im frühen Leben geprägt werden und somit langfristig das Erkrankungsrisiko beeinflussen.

Die Erforschung genetischer Prädispositionen hat nicht nur zur Identifikation von Risikofaktoren beigetragen, sondern eröffnet auch neue Perspektiven für die personalisierte Medizin. Individuen mit genetischer Anfälligkeit könnten von spezifischen Präventionsstrategien profitieren, die auf ihre genetische Ausstattung zugeschnitten sind. Genetische Tests zur Identifikation von Hochrisikopersonen ermöglichen es, gezielte Früherkennungsprogramme und individuell abgestimmte Risikoreduktionsmaßnahmen zu entwickeln, die die Wahrscheinlichkeit einer Tumorentstehung minimieren. Darüber hinaus bietet das zunehmende Verständnis der genetischen Grundlagen von Lungenkrebs Ansatzpunkte für neue therapeutische Strategien, die gezielt auf genetische Schwachstellen der Tumorzellen abzielen und somit die Effektivität der Behandlung verbessern können.

3.3 Präventive Maßnahmen

Die Prävention von Lungenkrebs ist ein zentraler Bestandteil der öffentlichen Gesundheitsstrategie, da sie sowohl die individuelle Krankheitslast verringern als auch langfristig die wirtschaftliche Belastung des Gesundheitssystems reduzieren kann.

Die wirksamste präventive Maßnahme ist die Reduktion des Tabakkonsums, da dieser als Hauptursache für die Entstehung von Lungenkrebs gilt. Die Inhalation von Tabakrauch führt zu einer direkten Exposition der Lungenzellen gegenüber krebserregenden Substanzen, die irreversible genetische Schäden verursachen und maligne Transformationsprozesse einleiten.

Eine Rauchentwöhnung kann das Erkrankungsrisiko erheblich senken, wobei der Effekt umso größer ist, je früher die Tabakkarenz einsetzt. Personen, die das Rauchen vor dem mittleren Erwachsenenalter aufgeben, können das Risiko für Lungenkrebs nahezu auf das Niveau von Nichtrauchern senken, während selbst eine späte Rauchentwöhnung noch deutliche Vorteile hinsichtlich der Morbidität und Mortalität bietet.

Die Mechanismen, durch die sich das Risiko nach dem Rauchstopp reduziert, umfassen die allmähliche Eliminierung der im Lungengewebe akkumulierten toxischen Substanzen, die Wiederherstellung physiologischer Zellreparaturprozesse und die Normalisierung entzündlicher Reaktionen, die durch die kontinuierliche Exposition gegenüber Tabakrauch begünstigt werden.

Effektive Rauchentwöhnungsprogramme kombinieren pharmakologische und verhaltenstherapeutische Ansätze, um die Erfolgsaussichten einer langfristigen Abstinenz zu maximieren. Nikotinersatztherapien und medikamentöse Interventionen, die die Rezeptorbindung des Nikotins modulieren, können die Entzugssymptome reduzieren und die Rückfallrate senken.

Ergänzend dazu haben psychologische und sozial unterstützende Maßnahmen, wie kognitive Verhaltenstherapie, Gruppentherapien und individuelle Beratung, eine signifikante Wirkung auf die langfristige Aufrechterhaltung der Abstinenz. Öffentliche Gesundheitskampagnen, die auf die Risiken des Tabakkonsums aufmerksam machen und Strategien zur Rauchentwöhnung fördern, haben in mehreren Ländern nachweislich zu einer Reduktion der Lungenkrebsinzidenz beigetragen.

Neben der Reduzierung des individuellen Tabakkonsums ist die Verbesserung der Umweltbedingungen ein essenzieller Faktor zur Minimierung des Lungenkrebsrisikos. Die Exposition gegenüber Luftschadstoffen wie Feinstaubpartikeln, Stickstoffdioxiden und polyzyklischen aromatischen Kohlenwasserstoffen stellt ein erhebliches Risiko dar, da diese Substanzen oxidative Zellschäden induzieren, entzündliche Prozesse fördern und die zelluläre Reparaturmechanismen beeinträchtigen. Epidemiologische Studien haben gezeigt, dass Menschen, die in Regionen mit hoher Luftverschmutzung leben, ein signifikant erhöhtes Risiko für Lungenkrebs aufweisen. Maßnahmen zur Reduzierung der

Umweltbelastung, wie strengere Emissionskontrollen in der Industrie, die Förderung emissionsarmer Verkehrstechnologien und die Entwicklung nachhaltiger urbaner Konzepte, tragen dazu bei, die inhalative Belastung durch krebserregende Schadstoffe zu minimieren.

Berufsbedingte Expositionen gegenüber karzinogenen Substanzen sind ein weiterer wesentlicher Faktor, der in präventiven Strategien berücksichtigt werden muss. Insbesondere Arbeitnehmer in der Bau-, Chemie- und Metallindustrie sind häufig inhalativen Karzinogenen wie Asbest, Silikaten, Nickelverbindungen und polyzyklischen aromatischen Kohlenwasserstoffen ausgesetzt. Die Implementierung strenger Arbeitsschutzmaßnahmen, die Einführung alternativer, weniger toxischer Materialien und die konsequente Nutzung persönlicher Schutzausrüstung können das Risiko einer beruflich bedingten Lungenkrebsentstehung erheblich reduzieren. Regelmäßige arbeitsmedizinische Untersuchungen ermöglichen eine frühzeitige Identifikation von Hochrisikopersonen, die durch gezielte Monitoring-Programme profitieren können.

Ein weiterer präventiver Ansatz zur Reduktion des Lungenkrebsrisikos besteht in der Identifikation und Überwachung genetisch prädisponierter Personen. Während der Einfluss genetischer Faktoren auf die Krankheitsentstehung im Vergleich zu Umweltfaktoren geringer ist, können genetische Tests dabei helfen, Personen mit einer erhöhten individuellen Anfälligkeit für Lungenkrebs zu identifizieren. Diese Hochrisikogruppen können durch gezielte Präventionsmaßnahmen, wie intensivere Beratung zur Rauchentwöhnung, engmaschige Früherkennungsuntersuchungen und individuell angepasste Strategien zur Reduktion inhalativer Expositionen, von einer personalisierten Präventionsstrategie profitieren.

Screening-Programme für Lungenkrebs, insbesondere der Einsatz von Niedrigdosis-Computertomographie zur Früherkennung, haben sich als effektive Maßnahme zur Senkung der Lungenkrebssterblichkeit in Hochrisikogruppen erwiesen. Die frühzeitige Detektion von Lungenkrebs im asymptomatischen Stadium ermöglicht eine kurative Behandlung, die in späteren Krankheitsstadien oft nicht mehr möglich ist. Die Implementierung solcher Programme erfordert jedoch eine sorgfältige Abwägung zwischen den potenziellen Vorteilen und den Risiken, die mit einer erhöhten Strahlenbelastung, falsch-positiven Befunden und unnötigen invasiven Eingriffen verbunden sind.

Neben den gesundheitlichen Vorteilen haben präventive Maßnahmen auch erhebliche wirtschaftliche Implikationen für das Gesundheitssystem. Die Behandlung von Lungenkrebs ist mit hohen Kosten verbunden, insbesondere in fortgeschrittenen Stadien, in denen eine intensive multimodale Therapie erforderlich ist. Durch effektive Präventionsstrategien kann die Krankheitslast signifikant reduziert werden, was langfristig zu einer Entlastung der Gesundheitssysteme führt. Der volkswirtschaftliche Nutzen umfasst nicht nur direkte

Einsparungen im medizinischen Bereich, sondern auch eine Verringerung krankheitsbedingter Arbeitsausfälle, eine gesteigerte Produktivität und eine allgemeine Verbesserung der öffentlichen Gesundheit. Die Investition in evidenzbasierte Präventionsprogramme stellt daher nicht nur eine medizinische, sondern auch eine ökonomisch sinnvolle Strategie dar, um die Inzidenz und Mortalität von Lungenkrebs nachhaltig zu senken.

4. Diagnostik von Lungenkrebs

4.1 Symptome und klinische Hinweise

Die Diagnose von Lungenkrebs stellt aufgrund der häufig unspezifischen frühen Symptome eine erhebliche klinische Herausforderung dar.

In den initialen Stadien bleibt die Erkrankung oft asymptomatisch oder äußert sich durch unspezifische Beschwerden, die mit benignen pulmonalen oder extrapulmonalen Erkrankungen verwechselt werden können. Diese diagnostische Verzögerung führt dazu, dass die Mehrzahl der Fälle erst in fortgeschrittenen Stadien erkannt wird, was die therapeutischen Möglichkeiten einschränkt und die Prognose verschlechtert.

Frühe Symptome sind meist mild ausgeprägt und variieren in ihrer Präsentation, sodass sie häufig nicht sofort mit einer malignen Erkrankung des Lungengewebes in Verbindung gebracht werden.

Zu den häufigsten frühen Beschwerden gehören ein persistierender Husten, der auf eine Reizung der Atemwege durch den Tumor oder eine tumorinduzierte Entzündungsreaktion zurückzuführen ist. Dieser Husten kann zunächst trocken sein, später jedoch produktiv werden, insbesondere wenn eine sekundäre Infektion oder eine tumorbedingte bronchiale Obstruktion vorliegt. Eine Veränderung des Hustenmusters bei Patienten mit chronischer Bronchitis oder anderen pulmonalen

Vorerkrankungen kann ein wichtiges diagnostisches Warnsignal sein.

Neben dem Husten sind Heiserkeit und eine zunehmende Atemnot häufige frühe Symptome. Heiserkeit entsteht, wenn der Tumor den Nervus recurrens infiltriert oder komprimiert, was zu einer Lähmung der Stimmbänder führt. Eine schleichende Dyspnoe kann durch tumorbedingte Bronchialobstruktionen, pleurale Ergüsse oder eine eingeschränkte Lungenfunktion infolge einer fortschreitenden malignen Infiltration des Lungengewebes verursacht werden. In manchen Fällen treten unspezifische Brustschmerzen auf, die durch eine tumorinduzierte Reizung der Pleura oder eine Infiltration der Thoraxwand entstehen.

Mit Fortschreiten der Erkrankung entwickeln sich spezifischere Symptome, die auf eine lokale Tumorausdehnung, eine lymphogene oder hämatogene Metastasierung oder systemische Auswirkungen der malignen Erkrankung hinweisen. Bluthusten kann auftreten, wenn der Tumor bronchiale Blutgefäße erodiert oder eine Hypervaskularisation des Tumorgewebes vorliegt. Das Auftreten von blutigem Sputum ist ein alarmierendes Zeichen, das eine umgehende diagnostische Abklärung erforderlich macht, da es mit einer hohen Wahrscheinlichkeit auf eine maligne oder schwere pulmonale Erkrankung hinweist.

Thorakale Schmerzen können bei fortgeschrittenem Lungenkrebs intensiver werden und auf eine tumorbedingte Infiltration der Pleura, der Rippen oder des

Mediastinums hinweisen. Diese Schmerzen sind häufig pleuritisch, verstärken sich bei Atmung oder Husten und können bei fortgeschrittener Tumorausdehnung kontinuierlich an Intensität zunehmen. Eine tumorbedingte Infiltration des Nervus phrenicus kann zu einer Lähmung des Zwerchfells führen, was sich in einer restriktiven Ventilationsstörung und einer verstärkten Dyspnoe äußern kann.

Die systemischen Symptome umfassen eine ausgeprägte Fatigue, Appetitlosigkeit und einen ungewollten Gewichtsverlust. Der Tumor setzt proinflammatorische Zytokine und metabolisch aktive Faktoren frei, die eine katabole Stoffwechsellage fördern und zur Tumorkachexie führen können. Diese Kachexie ist durch eine fortschreitende Muskelatrophie und eine metabolische Dysregulation gekennzeichnet, die sich negativ auf die körperliche Belastbarkeit und den allgemeinen Gesundheitszustand auswirkt.

Eine fortgeschrittene Metastasierung kann je nach betroffenen Organen zu einer Vielzahl weiterer Symptome führen. Hirnmetastasen äußern sich durch neurologische Defizite, Kopfschmerzen, Schwindel oder epileptische Anfälle.

Knochenmetastasen führen häufig zu Skelettschmerzen und pathologischen Frakturen, während Lebermetastasen zu Ikterus, Hepatomegalie und Oberbauchschmerzen führen können.

Eine lymphogene Metastasierung in das Mediastinum kann zu einer Kompression der oberen Hohlvene führen, was ein klinisches Bild des oberen Einflussstaus mit Gesichtsschwellung, dilatierten Halsvenen und Dyspnoe verursacht.

Die Symptomatik von Lungenkrebs ist vielfältig und unspezifisch in den frühen Stadien, was die frühzeitige Diagnosestellung erschwert. Die klinische Präsentation wird durch den histologischen Subtyp, das Wachstumsmuster des Tumors, die Lokalisation in der Lunge und das Ausmaß der Metastasierung bestimmt. Die differenzierte Erfassung der Symptome sowie eine sorgfältige Anamnese und klinische Untersuchung sind essenziell, um Patienten mit Verdacht auf Lungenkrebs frühzeitig einer weiterführenden diagnostischen Abklärung zuzuführen.

4.2 Bildgebende Verfahren

Die bildgebende Diagnostik spielt eine zentrale Rolle in der Erkennung, Charakterisierung und Stadieneinteilung von Lungenkrebs.

Moderne Verfahren ermöglichen eine detaillierte Darstellung pulmonaler Strukturen, die Identifikation von Tumorläsionen und eine Beurteilung der lokalen und systemischen Tumorausbreitung. Jedes Verfahren bietet spezifische diagnostische Vorteile, die je nach Fragestellung gezielt eingesetzt werden.

Die **Computertomographie** stellt die wichtigste bildgebende Methode in der Primärdiagnostik von Lungenkrebs dar, da sie eine hochauflösende Darstellung des Lungenparenchyms und mediastinaler Strukturen ermöglicht. Sie bietet eine hohe Sensitivität für die Detektion pulmonaler Rundherde, die anhand morphologischer Kriterien wie Größe, Form, Begrenzung und Dichte charakterisiert werden können.

Die Differenzierung zwischen benignen und malignen Läsionen erfolgt anhand von Wachstumsdynamik, Kontrastmittelaufnahme und spezifischen radiologischen Merkmalen. Eine entscheidende diagnostische Verbesserung wurde durch den Einsatz der Niedrigdosis-Computertomographie erzielt, die für Screening-Zwecke bei Hochrisikopatienten genutzt wird und eine signifikante Reduktion der Lungenkrebssterblichkeit ermöglicht.

Die Computertomographie ist zudem essenziell für die Stadieneinteilung, da sie eine präzise Beurteilung der Tumorausdehnung, der mediastinalen Lymphknotenbeteiligung und möglicher Fernmetastasen erlaubt. Eine Limitation der Computertomographie liegt in der begrenzten Spezifität, da entzündliche oder benigne Veränderungen eine morphologische Ähnlichkeit mit malignen Läsionen aufweisen können, wodurch eine histopathologische Abklärung erforderlich wird.

Die Positronen-Emissions-Tomographie in Kombination mit der Computertomographie ist eine funktionelle Bildgebungstechnik, die die metabolische Aktivität von Geweben auf der Basis des Glukosestoffwechsels darstellt. Maligne Tumoren weisen aufgrund ihres gesteigerten Zellstoffwechsels eine erhöhte Aufnahme von radioaktiv markierter Glukose auf, wodurch sie von benignen Läsionen unterschieden werden können.

Die Kombination mit der Computertomographie ermöglicht eine präzise anatomische Zuordnung metabolisch aktiver Herde und verbessert die diagnostische Genauigkeit insbesondere bei der Beurteilung der mediastinalen Lymphknoten und der Detektion extrathorakaler Metastasen. Die Positronen-Emissions-Tomographie-Computertomographie ist somit ein essenzielles Verfahren für die präzise Stadienbestimmung und die Therapieplanung.

Eine wichtige Limitation dieser Methode liegt in der Möglichkeit falsch-positiver Befunde bei entzündlichen oder infektiösen Prozessen, die ebenfalls eine erhöhte Glukoseaufnahme aufweisen können. Zudem ist die Sensitivität bei sehr kleinen Läsionen oder bei bestimmten histologischen Subtypen mit niedrigem metabolischen Umsatz limitiert.

Die **Magnetresonanztomographie** ist eine ergänzende Bildgebungsmethode, die insbesondere für die Beurteilung der Weichteilinfiltration und die Detektion von Hirnmetastasen eingesetzt wird. Im Vergleich zur Computertomographie bietet sie eine überlegene Weichteilkontrastierung, was insbesondere für die Beurteilung der thorakalen Wandinfiltration, der mediastinalen Strukturen und der Beziehung des Tumors zu Gefäß- und Nervenstrukturen von Bedeutung ist. Die

Magnetresonanztomographie ist zudem das Verfahren der Wahl für die Detektion und Charakterisierung von Hirnmetastasen, da sie eine hohe Sensitivität für kleinste Läsionen aufweist und pathologische Veränderungen präzise abgrenzt.

Eine Limitation der Magnetresonanztomographie liegt in der längeren Untersuchungsdauer, der Anfälligkeit für Bewegungsartefakte und den technischen Einschränkungen bei der Darstellung pulmonaler Strukturen aufgrund der geringen Protonendichte in der Lunge.

Die Wahl des bildgebenden Verfahrens richtet sich nach der jeweiligen diagnostischen Fragestellung und dem klinischen Kontext.

Die **Computertomographie** ist das Standardverfahren für die Erstdiagnose und die morphologische Beurteilung pulmonaler Läsionen, während die **Positronen-Emissions-Tomographie-Computertomographie** essenziell für die metabolische Charakterisierung und die Tumorausbreitungsdiagnostik ist. Die **Magnetresonanztomographie** spielt eine besondere Rolle in der Beurteilung der Weichteilinfiltration und der Metastasierung in das zentrale Nervensystem. Eine interdisziplinäre Interpretation der Befunde ist entscheidend, um die diagnostische Genauigkeit zu maximieren und eine präzise Therapieplanung zu ermöglichen.

4.3 Histopathologische Diagnostik

Die histopathologische Diagnostik stellt sodann einen unverzichtbaren Bestandteil der Untersuchung von Lungenkrebs dar, da sie die Grundlage für die Klassifikation des Tumors, die Therapieentscheidung und die prognostische Einschätzung bildet.

Die feingewebliche Untersuchung erfolgt durch Biopsien, die aus dem Tumorgewebe entnommen und anschließend histologisch und molekularbiologisch analysiert werden. Die Wahl der Biopsietechnik hängt von der Lage des Tumors, der Größe der Läsion und der individuellen klinischen Situation ab. In der Regel werden endoskopische, transthorakale oder chirurgische Verfahren zur Gewebeentnahme genutzt, wobei eine ausreichende Menge an Material essenziell ist, um eine umfassende Diagnostik durchführen zu können.

Nach der Gewinnung des Gewebes erfolgt eine makroskopische und mikroskopische Untersuchung, bei der die histologischen Charakteristika des Tumors bestimmt werden. Die Differenzierung zwischen nicht-kleinzelligem und kleinzelligem Lungenkarzinom ist von zentraler Bedeutung, da diese beiden Entitäten unterschiedliche biologische Eigenschaften, klinische Verläufe und Therapieansätze aufweisen. Das nicht-kleinzellige Lungenkarzinom wird weiter in Subtypen wie das Adenokarzinom, das Plattenepithelkarzinom und das großzellige Karzinom unterteilt, wobei spezifische histologische Merkmale zur Differenzierung herangezogen werden. Das kleinzellige Lungenkarzinom zeichnet sich durch kleine, wenig differenzierte Zellen mit hyperchromatischen Kernen, spärlichem Zytoplasma und hoher mitotischer Aktivität aus, was seine aggressive Natur widerspiegelt.

Zusätzlich zur konventionellen histopathologischen Untersuchung werden immunhistochemische Analysen durchgeführt, um die Expression spezifischer Proteine nachzuweisen, die für die Differenzierung zwischen verschiedenen Tumortypen und die Identifikation therapeutisch relevanter Zielstrukturen von Bedeutung sind. Die immunhistochemische Färbung hilft, Karzinome mit unklarer Differenzierung weiter zu charakterisieren und ermöglicht den Nachweis von Biomarkern, die die Tumorbiologie widerspiegeln. Bestimmte Proteine, die in der Tumorzellmembran oder im Zellkern exprimiert werden, können als diagnostische und prädiktive Marker dienen, die Hinweise auf das Therapieansprechen geben.

Die **molekulare Diagnostik** gewinnt zunehmend an Bedeutung, da genetische und epigenetische Veränderungen eine zentrale Rolle in der Pathogenese von Lungenkrebs spielen und gezielte Therapien ermöglichen. Molekulargenetische Analysen identifizieren genetische Veränderungen, die als therapeutische Angriffspunkte genutzt werden können, und helfen dabei, eine individualisierte Therapie auszuwählen.

Genomische Veränderungen wie Mutationen, Genamplifikationen, Fusionen und epigenetische Modifikationen beeinflussen die Zellproliferation, die

Apoptoseregulation und die Resistenzmechanismen gegenüber Therapien. Moderne Hochdurchsatzverfahren wie die Sequenzierung des gesamten Exoms oder gezielte Gen-Panels ermöglichen eine präzise Charakterisierung der genetischen Treiber des Tumors.

Die Bestimmung **molekularer Biomarker** ist essenziell für die Auswahl zielgerichteter Therapien, die auf spezifische genetische Aberrationen ausgerichtet sind. Der Nachweis aktivierender Mutationen in bestimmten Wachstumsfaktorrezeptoren oder genetischer Fusionen in Tyrosinkinasen ermöglicht den Einsatz spezifischer Inhibitoren, die die aberranten Signalwege blockieren und so das Tumorwachstum hemmen. Neben den genetischen Veränderungen spielen auch epigenetische Modifikationen und nicht-kodierende Ribonukleinsäuremoleküle eine Rolle in der Tumorprogression und können als diagnostische und therapeutische Marker genutzt werden.

Zusätzlich zur genetischen Charakterisierung wird die Expression immunkompetenter Proteine analysiert, die die Immunantwort des Körpers gegen den Tumor beeinflussen. Bestimmte Oberflächenmoleküle, die von Tumorzellen oder Immunzellen exprimiert werden, können Hinweise darauf geben, ob eine Immuntherapie mit Checkpoint-Inhibitoren wirksam ist. Die quantitative und qualitative Bestimmung dieser Proteine in der Tumorumgebung ist ein wichtiger Faktor für die Therapieentscheidung, da sie die Wahrscheinlichkeit eines

Ansprechens auf immunmodulierende Substanzen vorhersagen kann.

Die histopathologische und molekulare Diagnostik sind somit essenzielle Bestandteile der modernen Onkologie, da sie eine präzise Tumorcharakterisierung ermöglichen und die Grundlage für eine personalisierte Therapie bilden. Die fortlaufende Weiterentwicklung molekularbiologischer Techniken trägt dazu bei, neue therapeutische Zielstrukturen zu identifizieren und innovative Behandlungsstrategien zu entwickeln, die auf die individuellen biologischen Eigenschaften des Tumors abgestimmt sind.

4.4 Staging-Systeme

Die exakte Bestimmung des Krankheitsstadiums ist ein essenzieller Bestandteil der Diagnostik von Lungenkrebs, da sie nicht nur eine präzise Einschätzung der Tumorausbreitung ermöglicht, sondern auch entscheidend für die Wahl der therapeutischen Strategie und die Prognoseeinschätzung ist.

Die Stadieneinteilung erfolgt anhand eines international anerkannten **Klassifikationssystems**, das die anatomische Ausbreitung des Tumors systematisch erfasst und die Grundlage für interdisziplinäre Therapieentscheidungen bildet. Die Klassifikation basiert auf drei zentralen Parametern, die das primäre Tumorwachstum, die Beteiligung regionaler Lymphknoten und das Vorliegen von Fernmetastasen berücksichtigen.

Die Beurteilung des Primärtumors erfolgt durch die Bestimmung der Größe, der Infiltrationstiefe in angrenzende Strukturen und des lokalen Ausdehnungsmusters. Tumoren, die auf die Lunge begrenzt sind und keine Infiltration der Pleura, der Thoraxwand oder anderer mediastinaler Strukturen zeigen, weisen in der Regel eine günstigere Prognose auf als solche, die bereits angrenzendes Gewebe oder extrapulmonale Organe infiltriert haben. Die genaue Erfassung dieser Parameter erfolgt durch eine Kombination aus bildgebenden Verfahren, endoskopischen Untersuchungen und histopathologischen Analysen. Die präzise Vermessung des Tumors und die Beurteilung seiner anatomischen Begrenzung sind essenziell, um eine adäquate Klassifikation vorzunehmen und die bestmögliche Therapieoption zu wählen.

Die Beurteilung der Lymphknotenbeteiligung ist ein weiterer wesentlicher Bestandteil der Stadieneinteilung, da das Vorliegen einer lymphogenen Dissemination einen bedeutenden prognostischen Faktor darstellt und die Wahl der Behandlungsstrategie maßgeblich beeinflusst. Lymphknotenstationen innerhalb der Lunge und des Mediastinums werden differenziert betrachtet, da eine lokalisierte Lymphknotenmetastasierung eine andere therapeutische Konsequenz nach sich zieht als eine extensive Beteiligung mediastinaler oder supraklavikulärer Lymphknoten.

Die genaue Bestimmung der Lymphknotenbeteiligung erfolgt durch bildgebende Verfahren wie die

Computertomographie und die Positronen-Emissions-Tomographie in Kombination mit der Computertomographie. Ergänzend dazu werden invasive Methoden wie die endobronchiale Ultraschallgesteuerte Feinnadelaspiration oder die Mediastinoskopie eingesetzt, um verdächtige Lymphknoten histopathologisch zu verifizieren.

Die Beurteilung der Fernmetastasierung ist entscheidend für die Bestimmung des Krankheitsstadiums und die Wahl der Therapie. Die Identifikation von Metastasen in extrapulmonalen Organen wie Leber, Gehirn, Knochen oder Nebennieren beeinflusst die Prognose erheblich und macht in vielen Fällen eine systemische Therapie notwendig. Die Erfassung von Fernmetastasen erfolgt durch eine Kombination verschiedener bildgebender Verfahren, darunter die Magnetresonanztomographie für die Detektion von Hirnmetastasen, die Skelettszintigraphie oder die Positronen-Emissions-Tomographie in Kombination mit der Computertomographie für die Detektion systemischer Absiedlungen.

Die Kombination dieser drei Parameter ermöglicht eine detaillierte Einteilung des Tumors in verschiedene Stadien, die wiederum mit spezifischen Therapieoptionen verknüpft sind. Frühstadien, die durch einen auf die Lunge begrenzten Tumor ohne Lymphknotenbeteiligung oder Fernmetastasierung gekennzeichnet sind, können in der Regel chirurgisch behandelt werden, während fortgeschrittene Stadien mit mediastinaler Lymphknotenbeteiligung oder Fernmetastasen häufig eine multimodale Therapie erfordern, die aus einer Kombination von systemischer Therapie, Strahlentherapie und in ausgewählten Fällen einer operativen Resektion besteht. Die exakte Klassifikation ist somit von entscheidender Bedeutung, um für jeden Patienten eine individuell optimierte Therapie zu ermöglichen und die Prognose durch eine zielgerichtete Behandlungsstrategie zu verbessern.

5. Therapien bei Lungenkrebs

5.1 Chirurgische Behandlung

Die chirurgische Behandlung stellt die effektivste kurative Therapieoption für Lungenkrebs in frühen Krankheitsstadien dar, da sie die vollständige Entfernung des malignen Gewebes ermöglicht und somit die besten Überlebenschancen bietet.

Voraussetzung für eine operative Therapie ist eine Tumorlokalisation, die eine vollständige Resektion erlaubt, sowie eine ausreichende Lungenfunktion des Patienten, um die postoperative Atemfunktion aufrechtzuerhalten. Die Wahl des chirurgischen Verfahrens richtet sich nach der Tumorgröße, der Lage innerhalb des Lungenparenchyms, der Infiltration angrenzender Strukturen und der funktionellen Reserve des betroffenen Lungenflügels.

Die **Lobektomie** (Chirurgische Entfernung eines Lungenlappens) ist das bevorzugte Verfahren zur chirurgischen Entfernung von Lungenkrebs, da sie eine vollständige Resektion des Tumors mit ausreichendem Sicherheitsabstand ermöglicht, während die Lungenfunktion weitgehend erhalten bleibt. Dieses Verfahren beinhaltet die Entfernung eines gesamten Lungenlappens einschließlich der zugehörigen bronchialen Strukturen, der Blutgefäße und der regionalen Lymphknoten. Die Lobektomie bietet im Vergleich zu kleineren Resektionen eine niedrigere Lokalrezidivrate und eine verbesserte langfristige Tumorkontrolle.

Die thorakoskopisch assistierte Lobektomie hat sich als minimalinvasive Alternative zur offenen Thorakotomie etabliert, da sie mit geringeren postoperativen Komplikationen, einer schnelleren Erholung und einer reduzierten Hospitalisationsdauer assoziiert ist.

Die Segmentresektion ist eine chirurgische Technik, bei der nur ein anatomisches Segment der Lunge entfernt wird. Sie stellt eine Alternative zur Lobektomie dar, insbesondere bei Patienten mit eingeschränkter Lungenfunktion oder signifikanten Begleiterkrankungen, die eine ausgedehnte Resektion nicht tolerieren würden. Dieses Verfahren ermöglicht eine schonendere Entfernung des Tumors mit maximalem Erhalt der gesunden Lungenkapazität. Aufgrund der geringeren Resektionsränder ist die Segmentresektion jedoch mit einem höheren Risiko für Lokalrezidive verbunden, weshalb sie bevorzugt bei kleinen, peripher gelegenen Tumoren ohne Lymphknotenbeteiligung oder als Option für Patienten mit reduzierter funktioneller Reserve eingesetzt wird.

Die Pneumonektomie ist ein hingegen radikales chirurgisches Verfahren, bei dem ein gesamter Lungenflügel entfernt wird. Sie wird in Fällen erforderlich, in denen der Tumor groß ist, sich über mehrere Lappen erstreckt oder an den Hauptbronchus oder das Mediastinum angrenzende Strukturen infiltriert. Dieses Verfahren ist mit einer höheren perioperativen Morbidität und Mortalität verbunden, da der Verlust eines gesamten

Lungenflügels zu einer erheblichen Reduktion der Atemkapazität führt. Patienten, die für eine Pneumonektomie in Betracht gezogen werden, müssen daher eine umfassende funktionelle Evaluation durchlaufen, um sicherzustellen, dass ihre kardiorespiratorische Reserve ausreicht, um die postoperative Belastung zu kompensieren. In bestimmten Fällen kann eine Manschettenresektion, bei der ein tumortragender Bronchusanteil entfernt und die verbleibenden Abschnitte wieder miteinander verbunden werden, eine funktionell günstigere Alternative zur vollständigen Pneumonektomie darstellen.

Zusätzlich zur Resektion des Primärtumors umfasst die chirurgische Behandlung in der Regel eine systematische Entfernung der regionalen Lymphknoten, um eine präzise Stadieneinteilung zu ermöglichen und eine potenzielle mikroskopische Tumoraussaat zu eliminieren. Die ausgedehnte Lymphadenektomie verbessert die Genauigkeit der histopathologischen Beurteilung und ermöglicht eine gezieltere postoperative Therapieplanung.

Die chirurgische Therapie von Lungenkrebs erfordert eine sorgfältige Patientenauswahl und eine interdisziplinäre Beurteilung, um das optimale Verfahren für den jeweiligen Patienten festzulegen. Neben den onkologischen Kriterien spielen funktionelle Faktoren eine wesentliche Rolle, da eine ausreichende Lungenreserve für die postoperative Lebensqualität und die Vermeidung von Komplikationen essenziell ist. Fortschritte in der minimalinvasiven Chirurgie, eine verbesserte perioperative Betreuung und neue Ansätze zur kombinierten Therapie haben dazu beigetragen, die Ergebnisse chirurgischer Interventionen kontinuierlich zu verbessern und die Heilungschancen für Patienten mit Lungenkrebs zu optimieren.

5.2 Strahlentherapie

Die Strahlentherapie stellt eine fast immer wesentliche Behandlungsoption für Lungenkrebs dar und kann sowohl als primäre als auch als adjuvante Therapie eingesetzt werden.

Die **Indikation** für eine Strahlentherapie hängt von verschiedenen Faktoren ab, darunter das Krankheitsstadium, der histologische Subtyp, der Allgemeinzustand des Patienten und die funktionellen Einschränkungen der Lunge. Die Strahlentherapie nutzt hochenergetische ionisierende Strahlen, um maligne Zellen gezielt zu zerstören, indem sie DNA-Schäden induziert, die zur Apoptose oder zur irreversiblen Zellzyklus-Arrestierung führen.

Während gesunde Zellen über effektive Reparaturmechanismen verfügen, sind Tumorzellen aufgrund ihrer hohen Proliferationsrate besonders anfällig für strahleninduzierte Schäden.

Als primäre Therapie wird die Strahlentherapie insbesondere bei Patienten eingesetzt, die aufgrund von funktionellen Einschränkungen oder Begleiterkrankungen nicht für eine chirurgische Resektion in Frage kommen. Dies betrifft häufig ältere Patienten oder solche mit eingeschränkter Lungenfunktion, bei denen eine operative Entfernung des Tumors mit einem hohen perioperativen Risiko verbunden wäre. Moderne Techniken wie die stereotaktische ablative Strahlentherapie ermöglichen eine hochpräzise Applikation ionisierender Strahlen, die auf den Tumor fokussiert werden, während das umliegende gesunde Gewebe geschont wird.

Diese Methode eignet sich besonders für kleine, peripher gelegene Tumoren in frühen Krankheitsstadien und hat in mehreren klinischen Studien eine mit der chirurgischen Behandlung vergleichbare lokale Tumorkontrolle gezeigt.

Die Strahlentherapie wird auch als adjuvante oder neoadjuvante Behandlungsmodalität genutzt, um die Wirksamkeit anderer Therapieansätze zu optimieren. Nach einer chirurgischen Resektion kann sie eingesetzt werden, um mikroskopische Tumorzellen zu eliminieren, die möglicherweise im Operationsgebiet verblieben sind, insbesondere wenn Lymphknotenmetastasen oder eine unklare Resektionsrandlage vorliegen. Als neoadjuvante Therapie wird die Strahlentherapie in Kombination mit einer systemischen Behandlung angewendet, um die Tumormasse vor einer geplanten Operation zu verkleinern und die Resektabilität zu verbessern.

Bei lokal fortgeschrittenem Lungenkrebs stellt die kombinierte Strahlen- und Chemotherapie eine etablierte Strategie dar, die synergistische Effekte nutzt, um eine verbesserte Tumorkontrolle zu erzielen. Die Strahlentherapie verstärkt die zytotoxische Wirkung der systemischen Therapie, indem sie die Sensitivität der Tumorzellen gegenüber chemotherapeutischen Wirkstoffen erhöht und die Reparaturmechanismen der malignen Zellen beeinträchtigt. Dieser Ansatz hat insbesondere beim kleinzelligen Lungenkarzinom eine hohe Wirksamkeit gezeigt, da dieser Tumortyp eine hohe Strahlen- und Chemosensitivität aufweist.

Bei metastasiertem Lungenkrebs wird die Strahlentherapie häufig zur palliativen Behandlung eingesetzt, um tumorbedingte Symptome zu lindern und die Lebensqualität der Patienten zu verbessern. Eine gezielte Bestrahlung kann zur Schmerzreduktion bei Knochenmetastasen, zur Verminderung neurologischer Symptome bei Hirnmetastasen oder zur Verkleinerung von mediastinalen Tumorkomplexen genutzt werden, die zu Dyspnoe oder Kompressionssyndromen führen. Die Weiterentwicklung hochpräziser Strahlentherapietechniken hat dazu beigetragen, dass auch in der palliativen Situation eine effektive Tumorkontrolle mit einer Minimierung strahlenbedingter Nebenwirkungen erreicht werden kann.

Moderne Strahlentherapietechniken ermöglichen eine präzisere Dosierung und Verteilung der Strahlenenergie, was die Effektivität der Behandlung verbessert und gleichzeitig das Risiko für strahleninduzierte Schädigungen des gesunden Lungengewebes reduziert. Die intensitätsmodulierte Strahlentherapie erlaubt eine individuelle Anpassung der Strahlendosis an die anatomischen Gegebenheiten, indem sie die Energieverteilung so steuert, dass der Tumor mit maximaler Effektivität bestrahlt wird, während kritische Organe wie das Herz und die gesunden Lungenanteile geschont werden.

Die bildgestützte Strahlentherapie nutzt hochauflösende Bildgebungsverfahren, um die Position des Tumors während der Behandlung in Echtzeit zu überwachen und kleinste Bewegungen zu kompensieren, wodurch eine noch präzisere Applikation der Strahlen ermöglicht wird.

Die Strahlentherapie hat sich durch technologische Fortschritte zu einer hochwirksamen und differenziert einsetzbaren Behandlungsmethode bei Lungenkrebs entwickelt. Der gezielte Einsatz moderner Bestrahlungstechniken hat nicht nur die lokale Tumorkontrolle verbessert, sondern auch die Nebenwirkungsrate reduziert, sodass Patienten von einer effektiveren und gleichzeitig schonenderen Therapie profitieren. Die Integration innovativer Strahlentherapieverfahren in multimodale Behandlungskonzepte trägt entscheidend dazu bei, die Prognose und Lebensqualität von Patienten mit Lungenkrebs nachhaltig zu verbessern.

5.3 Chemotherapie

Die Chemotherapie spielt eine weitere zentrale Rolle in der systemischen Behandlung von Lungenkrebs und ist insbesondere bei fortgeschrittenen Krankheitsstadien eine der wichtigsten therapeutischen Säulen. Sie basiert auf der Anwendung zytotoxischer Substanzen, die das Zellwachstum hemmen und die Teilung maligner Zellen durch verschiedene Mechanismen stören. Diese Substanzen greifen in den Zellzyklus ein, indem sie entweder die Desoxyribonukleinsäure-Replikation verhindern, die Mikrotubuli-Dynamik stören oder die Transkription und Translation essenzieller Proteine für das Tumorwachstum blockieren. Die zytotoxische Wirkung betrifft insbesondere sich schnell teilende Zellen, weshalb die Tumorzellen besonders anfällig für die Behandlung sind, während gesunde Gewebe mit hoher Regenerationsfähigkeit ebenfalls in gewissem Maße beeinträchtigt werden können.

Die systemische Therapie ist insbesondere bei fortgeschrittenem Lungenkrebs von Bedeutung, da sie eine Verkleinerung des Tumors ermöglicht, die Metastasierung hemmt und die Tumorzellproliferation eindämmt. Sie kann als alleinige Therapie oder in Kombination mit anderen Behandlungsmethoden eingesetzt werden, wobei die Entscheidung über den Einsatz auf einer individuellen Analyse des Krankheitsstadiums, der histologischen und molekularbiologischen Eigenschaften des Tumors sowie des Allgemeinzustandes des Patienten basiert.

Bei nicht-kleinzelligem Lungenkarzinom wird die Chemotherapie vor allem in fortgeschrittenen oder metastasierten Stadien angewendet, wenn eine chirurgische

Therapie nicht mehr infrage kommt. In diesen Fällen kann sie die Tumorlast reduzieren, Symptome lindern und das progressionsfreie Überleben verlängern.

Sie wird häufig mit einer gezielten molekularen Therapie oder einer Immuntherapie kombiniert, um die Wirksamkeit zu steigern und die Resistenzbildung der Tumorzellen zu verzögern. In lokal fortgeschrittenen Stadien kann die Chemotherapie auch in Kombination mit einer Strahlentherapie erfolgen, um eine höhere Tumorzellzerstörung zu erreichen und eine Verbesserung der langfristigen Krankheitskontrolle zu ermöglichen.

Beim kleinzelligen Lungenkarzinom ist die Chemotherapie die primäre Therapieoption, da diese Tumorform eine hohe Proliferationsrate aufweist und besonders sensitiv auf zytotoxische Substanzen reagiert. Die systemische Therapie ermöglicht eine effektive Tumorrückbildung, die in vielen Fällen initial zu einer Remission führt.

Aufgrund der aggressiven Biologie des kleinzelligen Lungenkarzinoms kommt es jedoch häufig zu einem frühen Wiederauftreten der Erkrankung, weshalb die Kombination der Chemotherapie mit einer Strahlentherapie oder einer Immuntherapie als Strategie zur Verlängerung der Remissionsdauer eingesetzt wird.

Die Auswahl der Wirkstoffe basiert auf dem histologischen Subtyp, der molekularen Signatur des Tumors und der individuellen Verträglichkeit. Die Kombination verschiedener Substanzen mit unterschiedlichen

Wirkmechanismen erhöht die Effektivität der Therapie, da sie verschiedene Zellzyklusphasen beeinflusst und die Wahrscheinlichkeit einer Resistenzentwicklung reduziert. Die Therapieschemata werden in standardisierten Zyklen verabreicht, um eine maximale Tumorzellzerstörung zu erreichen und gleichzeitig die Erholung gesunder Gewebe zu ermöglichen. Die Dosisintensität wird individuell angepasst, um eine optimale Balance zwischen Effektivität und Nebenwirkungsmanagement zu gewährleisten.

Die Nebenwirkungen der Chemotherapie resultieren aus der Beeinträchtigung gesunder, sich schnell teilender Zellen, insbesondere im Knochenmark, im Gastrointestinaltrakt und in der Haut. Häufig treten Myelosuppression, gastrointestinale Beschwerden, Fatigue, Alopezie und eine erhöhte Infektanfälligkeit auf. Moderne supportive Maßnahmen, darunter die Gabe von Wachstumsfaktoren zur Unterstützung der Blutbildung, die antiemetische Therapie zur Kontrolle von Übelkeit und Erbrechen sowie individualisierte Dosisanpassungen, haben dazu beigetragen, die Verträglichkeit der Chemotherapie zu verbessern und die Lebensqualität der Patienten während der Behandlung zu erhalten.

Die Entwicklung neuer zytotoxischer Substanzen, die gezielt spezifische biologische Prozesse in Tumorzellen beeinflussen, trägt dazu bei, die Effektivität der Chemotherapie weiter zu verbessern. Fortschritte in der personalisierten Medizin ermöglichen eine präzisere Auswahl der optimalen Wirkstoffkombination basierend auf der genetischen und molekularen Charakterisierung des Tumors. Dies trägt dazu bei, die individuelle Therapiewirkung zu maximieren und gleichzeitig unnötige Nebenwirkungen zu reduzieren. Die Integration der Chemotherapie in multimodale Behandlungskonzepte stellt sicher, dass Patienten mit fortgeschrittenem Lungenkrebs eine individuell angepasste Therapie erhalten, die das Fortschreiten der Erkrankung verlangsamt und die Prognose verbessert.

5.4 Zielgerichtete Therapien

Zielgerichtete Therapien haben die Behandlung von Lungenkrebs in den letzten Jahren erheblich verändert, indem sie spezifische molekulare Veränderungen in Tumorzellen adressieren und so eine personalisierte Therapie ermöglichen.

Diese Therapieform basiert auf der Identifikation genetischer Treibermutationen oder Fusionen, die das unkontrollierte Zellwachstum, die Apoptoseresistenz und die Tumorprogression fördern. Im Gegensatz zur konventionellen Chemotherapie, die unspezifisch alle sich schnell teilenden Zellen angreift, richten sich zielgerichtete Medikamente gegen spezifische Signalwege, die für die maligne Transformation und das Überleben der Tumorzellen essenziell sind.

Die molekulare Charakterisierung des Tumors durch genetische Analysen ist eine Grundvoraussetzung für den Einsatz dieser Therapien, da nur Patienten mit spezifischen genetischen Aberrationen von den entsprechenden Wirkstoffen profitieren.

Eine der am häufigsten adressierten molekularen Veränderungen ist die Aktivierung des epidermalen Wachstumsfaktor-Rezeptors, der eine Schlüsselrolle in der Regulation der Zellproliferation, Differenzierung und Überlebenssignale spielt. Mutationen in diesem Rezeptor führen zu einer konstitutiven Aktivierung intrazellulärer Signalwege, die das Wachstum und die Invasivität der Tumorzellen fördern.

Die therapeutische Blockade dieser Signalwege durch selektive Hemmstoffe unterbindet die aberrante Signaltransduktion und führt zu einer Hemmung des Tumorwachstums. Diese Wirkstoffe binden an die Tyrosinkinasedomäne des Rezeptors und verhindern die Phosphorylierung nach Ligandenbindung, wodurch die nachgeschalteten Signalkaskaden unterbrochen werden. Klinische Studien haben gezeigt, dass diese Hemmstoffe insbesondere bei Patienten mit aktivierenden Mutationen eine hohe Ansprechrate und eine verlängerte progressionsfreie Überlebenszeit im Vergleich zur konventionellen Chemotherapie bewirken.

Neben Mutationen im epidermalen Wachstumsfaktor-Rezeptor spielen chromosomale Umlagerungen, die zur Fusion bestimmter Gene führen, eine bedeutende Rolle in der Pathogenese von Lungenkrebs und bieten therapeutische Angriffspunkte für gezielte Inhibitoren. Fusionen von Genen, die für Tyrosinkinasen kodieren, resultieren in chimären Proteinen mit konstitutiver

Kinaseaktivität, die eine unkontrollierte Zellproliferation und eine erhöhte Tumorinvasivität verursachen. Spezifische Hemmstoffe blockieren die aberrante Kinasefunktion, indem sie die Bindung von Adenosintriphosphat an die katalytische Domäne der Kinase verhindern, wodurch die Tumorzellen in ihrem Wachstum gehemmt und in den programmierten Zelltod überführt werden. Klinische Studien haben gezeigt, dass diese zielgerichteten Therapien zu einer signifikanten Tumorrückbildung und einer Verbesserung der Lebensqualität führen.

Die Entwicklung von Resistenzen stellt eine Herausforderung in der Anwendung zielgerichteter Therapien dar, da Tumorzellen Mechanismen zur Umgehung der Blockade der Signalwege entwickeln können. Sekundäre Mutationen in der Zielstruktur, Aktivierungen alternativer Signalwege oder eine phänotypische Transformation der Tumorzellen sind Mechanismen, die eine Resistenz gegenüber den Hemmstoffen bedingen. Die Identifikation dieser Resistenzmechanismen hat zur Entwicklung neuer Generationen von Inhibitoren geführt, die eine höhere Bindungsaffinität aufweisen oder spezifisch gegen Resistenzmutationen gerichtet sind. Die sequenzielle Anpassung der Therapie an die sich verändernde molekulare Landschaft des Tumors ist ein wesentlicher Bestandteil der modernen onkologischen Behandlungsstrategien.

Neben der Blockade spezifischer Tyrosinkinasen werden zunehmend auch andere molekulare Mechanismen als therapeutische Zielstrukturen erforscht. Mutationen in Signalwegen, die an der Regulation des Zellzyklus beteiligt sind, epigenetische Veränderungen sowie die Interaktion zwischen Tumorzellen und ihrer Mikroumgebung bieten potenzielle Angriffspunkte für neue zielgerichtete Therapien. Die Kombination verschiedener Wirkstoffe, die simultan multiple Signalwege inhibieren, stellt einen vielversprechenden Ansatz dar, um Resistenzen zu verhindern und die Effektivität der Behandlung zu erhöhen.

Die Einführung zielgerichteter Therapien hat die Behandlung von Lungenkrebs grundlegend verändert, indem sie eine personalisierte Herangehensweise ermöglicht und gezielt Tumorzellen mit spezifischen molekularen Veränderungen attackiert. Fortschritte in der molekularen Diagnostik und die kontinuierliche Entwicklung neuer Wirkstoffe tragen dazu bei, die Wirksamkeit dieser Therapien zu verbessern und Resistenzen zu überwinden. Die präzise Auswahl der Therapie basierend auf der individuellen genetischen Signatur des Tumors stellt einen paradigmatischen Wandel in der onkologischen Behandlung dar und verbessert sowohl die Überlebenschancen als auch die Lebensqualität der Patienten.

Gezielte Therapien gegen Lungenkrebs existieren seit den frühen 2000er-Jahren und haben sich im Laufe der letzten zwei Jahrzehnte erheblich weiterentwickelt. Sie beruhen auf der Entdeckung spezifischer genetischer Veränderungen in den Krebszellen, die das

Tumorwachstum antreiben. Diese Veränderungen können in verschiedenen Genen auftreten, die für die Signalübertragung innerhalb der Zellen eine entscheidende Rolle spielen. Zielgerichtete Medikamente blockieren gezielt diese Signalwege und unterbrechen damit das Wachstum der Krebszellen, ohne gesunde Zellen in gleichem Maße zu schädigen wie herkömmliche Chemotherapien.

Vor der Einleitung einer zielgerichteten Therapie muss eine umfassende genetische Untersuchung des Tumorgewebes oder des Blutes erfolgen, um festzustellen, ob eine genetische Veränderung vorliegt, die mit einem spezifischen Medikament behandelt werden kann. Hierbei wird eine Analyse des Erbguts der Krebszellen durchgeführt, die entweder mit einer speziellen molekulargenetischen Testmethode oder mit modernen Hochdurchsatzverfahren erfolgt. Auf diese Weise können genetische Mutationen, Umlagerungen oder Veränderungen nachgewiesen werden, die für das unkontrollierte Wachstum der Krebszellen verantwortlich sind.

Wenn eine therapiegeeignete genetische Veränderung gefunden wird, wird das passende Medikament ausgewählt, das auf den veränderten Signalweg abzielt. Diese Medikamente liegen in der Regel in Tablettenform vor und werden täglich eingenommen. Im Gegensatz zur Chemotherapie, die nicht zwischen gesunden und erkrankten Zellen unterscheidet und daher zahlreiche Nebenwirkungen verursachen kann, sind zielgerichtete Therapien darauf ausgelegt, die Krebszellen mit einer hohen Präzision zu attackieren. Dadurch sind Nebenwirkungen oft weniger ausgeprägt, auch wenn sie auftreten können. Zu den häufigsten unerwünschten Wirkungen gehören Hautausschläge, Durchfälle, Müdigkeit, Bluthochdruck oder Störungen der Leberfunktion. Die Verträglichkeit ist jedoch individuell unterschiedlich und wird während der Therapie engmaschig überwacht.

Die Wirksamkeit der Behandlung wird in regelmäßigen Abständen durch bildgebende Verfahren wie Computertomographie oder Positronen-Emissions-Tomographie überprüft. Dabei wird kontrolliert, ob sich der Tumor verkleinert, stabil bleibt oder weiter wächst. Im Idealfall kann die Therapie über einen langen Zeitraum wirksam bleiben und das Fortschreiten der Erkrankung aufhalten. Allerdings entwickeln Krebszellen häufig Abwehrmechanismen, durch die sie unempfindlich gegenüber der Behandlung werden. Dies geschieht durch das Auftreten neuer genetischer Veränderungen, die die Wirkung des Medikaments aufheben. Um diesen Resistenzmechanismen zu begegnen, kann eine erneute genetische Analyse erforderlich sein, um herauszufinden, welche Veränderungen entstanden sind. Basierend auf diesen Erkenntnissen kann entweder ein anderes gezielt wirksames Medikament eingesetzt oder die Therapie auf eine Chemotherapie oder Immuntherapie umgestellt werden.

Die Entwicklung zielgerichteter Therapien hat die Behandlung von Lungenkrebs erheblich verbessert, insbesondere für Patienten mit bestimmten genetischen Veränderungen. Während die klassische Chemotherapie früher die einzige Behandlungsmöglichkeit war, ermöglichen es diese neuen Medikamente, die Krankheit in vielen Fällen über Jahre zu kontrollieren. Die Forschung konzentriert sich darauf, neue therapeutische Angriffspunkte zu entdecken, Resistenzen zu überwinden und Kombinationsstrategien zu entwickeln, um die Wirksamkeit zu erhöhen. In Zukunft wird auch die frühzeitige Überwachung des Tumors durch moderne Analyseverfahren eine noch individuellere Behandlung ermöglichen, um die bestmögliche Therapie für jeden einzelnen Patienten zu finden.

5.5 Immuntherapie

Die Immuntherapie hat die Behandlung von Lungenkrebs grundlegend verändert, indem sie gezielt die körpereigene Immunantwort gegen maligne Zellen reaktiviert.

Tumorzellen besitzen die Fähigkeit, das Immunsystem zu unterdrücken, indem sie inhibitorische Signale nutzen, die die Aktivierung und Funktion von T-Lymphozyten hemmen. Diese Mechanismen ermöglichen es den Tumorzellen, der immunologischen Erkennung zu entgehen und unkontrolliert zu proliferieren. Die moderne Immuntherapie basiert auf der Blockade dieser inhibitorischen Signalwege, wodurch die Immunzellen wieder in die Lage versetzt werden, Tumorzellen zu erkennen und gezielt zu eliminieren.

Eine zentrale Strategie der Immuntherapie ist die Blockade von Immun-Checkpoints, regulatorischen Proteinen, die unter physiologischen Bedingungen eine überschießende Immunreaktion verhindern und die T-Zell-Aktivität modulieren. Tumorzellen nutzen diese Kontrollmechanismen, um die antitumorale Immunantwort zu hemmen, indem sie immuninhibitorische Liganden exprimieren, die an spezifische Rezeptoren auf T-Lymphozyten binden. Die Blockade dieser Rezeptoren durch spezifische monoklonale Antikörper hebt die immunologische Suppression auf und führt zu einer Reaktivierung der T-Zellen, die daraufhin die Tumorzellen angreifen.

Diese Immun-Checkpoint-Inhibitoren haben insbesondere beim nicht-kleinzelligen Lungenkarzinom einen paradigmatischen Wandel in der Behandlung bewirkt, da sie bei einer Subgruppe von Patienten zu einer anhaltenden Tumorkontrolle und einer signifikanten Verlängerung der Überlebenszeit geführt haben. Die Wirksamkeit dieser Therapien ist dabei eng mit der Expression spezifischer Biomarker assoziiert, die die Immunreaktivität des Tumors widerspiegeln. Die Expression von immunmodulierenden Proteinen in der Tumormikroumgebung kann als prädiktiver Marker für das Therapieansprechen dienen, wobei Patienten mit hoher Expression dieser Moleküle eine höhere Wahrscheinlichkeit für eine erfolgreiche Behandlung aufweisen.

Die Immuntherapie wird entweder als Monotherapie oder in Kombination mit anderen

Behandlungsmethoden eingesetzt. Bei Patienten mit hoher Immunaktivität des Tumors kann eine alleinige Immuntherapie ausreichend sein, während in anderen Fällen die Kombination mit einer Chemotherapie oder einer zielgerichteten Therapie eine synergistische Wirkung entfalten kann. Die Kombination unterschiedlicher Therapieansätze zielt darauf ab, die Immunantwort weiter zu verstärken, indem verschiedene Mechanismen der Tumorzellabwehr simultan adressiert werden.

Die Immuntherapie zur Behandlung von Lungenkrebs hat sich seit den frühen zweitausendzehner Jahren als wirksame Behandlungsstrategie etabliert und ist heute ein fester Bestandteil der Therapieoptionen für bestimmte Formen dieser Erkrankung. Erste klinische Studien, die die Wirksamkeit von Immuntherapeutika bei Lungenkrebs belegten, wurden gegen Ende der zweitausender Jahre durchgeführt. Die ersten zugelassenen Medikamente aus dieser Klasse wurden in den Jahren zweitausendvierzehn und zweitausendfünfzehn verfügbar, nachdem Studien gezeigt hatten, dass sie das Überleben von Patienten mit fortgeschrittenem nichtkleinzelligem Lungenkarzinom verlängern konnten. Die Immuntherapie unterscheidet sich grundlegend von herkömmlichen Behandlungsformen wie der Chemotherapie oder der zielgerichteten Therapie, da sie nicht direkt die Krebszellen angreift, sondern das körpereigene Immunsystem dazu befähigt, die Tumorzellen effektiver zu bekämpfen.

Die Immuntherapie basiert auf der Blockade von molekularen Signalwegen, die Krebszellen nutzen, um der Erkennung und Zerstörung durch das Immunsystem zu entgehen. Eine der wichtigsten Strategien ist die Hemmung von sogenannten Immun-Checkpoints, die normalerweise eine übermäßige Immunreaktion verhindern und das Gleichgewicht des Immunsystems aufrechterhalten. Krebszellen nutzen diese Mechanismen gezielt aus, indem sie regulatorische Moleküle auf ihrer Oberfläche exprimieren, die die Immunantwort unterdrücken und die Aktivität der körpereigenen Abwehrzellen hemmen. Durch die Verabreichung von Immun-Checkpoint-Hemmern wird diese Hemmung aufgehoben, sodass Immunzellen wieder in der Lage sind, Tumorzellen anzugreifen und zu eliminieren.

Die Behandlung beginnt mit einer umfassenden diagnostischen Untersuchung, um festzustellen, ob der Tumor für eine Immuntherapie geeignet ist. Ein wichtiger Faktor für die Auswahl der geeigneten Patienten ist die Menge eines bestimmten Proteins auf der Oberfläche der Tumorzellen, das für die Hemmung der Immunantwort verantwortlich ist. Dieses Protein kann durch spezielle Färbetechniken in Gewebeproben nachgewiesen werden, die im Rahmen einer Biopsie entnommen wurden. Patienten, bei denen dieses Protein in hoher Konzentration vorliegt, haben eine größere Wahrscheinlichkeit, von einer Immuntherapie zu profitieren. In einigen Fällen kann eine Immuntherapie auch in Kombination mit einer Chemotherapie oder einer Bestrahlung angewendet werden, um die Wirksamkeit zu verbessern.

Die Medikamente werden in Form von Infusionen verabreicht, die in regelmäßigen Abständen erfolgen. Die Behandlungsintervalle können je nach Medikament unterschiedlich sein und reichen von zwei bis sechs Wochen zwischen den einzelnen Gaben. Die Verabreichung erfolgt in einer Klinik oder in einem spezialisierten Behandlungszentrum unter ärztlicher Überwachung, um mögliche Nebenwirkungen frühzeitig zu erkennen und zu kontrollieren.

Die Wirkung der Immuntherapie setzt nicht unmittelbar ein, da das Immunsystem Zeit benötigt, um auf die Behandlung zu reagieren. Während einige Patienten bereits nach wenigen Wochen eine Verringerung der Tumorgröße zeigen, dauert es bei anderen länger, bis eine Wirkung eintritt. Bei einem Teil der Patienten kann es zu einer zunächst scheinbaren Größenzunahme des Tumors kommen, die durch die verstärkte Infiltration von Immunzellen verursacht wird und nicht mit einem tatsächlichen Fortschreiten der Erkrankung verwechselt werden darf. Dieser Effekt wird als pseudoprogredienter Verlauf bezeichnet und erfordert eine genaue Überwachung mittels bildgebender Verfahren, um zwischen echtem Tumorwachstum und einer vorübergehenden entzündlichen Reaktion zu unterscheiden.

Obwohl die Immuntherapie bei vielen Patienten eine langanhaltende Kontrolle der Erkrankung ermöglicht, kann es auch zu unerwünschten Nebenwirkungen kommen, die durch eine überschießende Immunreaktion verursacht werden. Da die Hemmung der Immun-

Checkpoints nicht nur die Immunantwort gegen Tumorzellen verstärkt, sondern auch gegen gesundes Gewebe gerichtet sein kann, können entzündliche Reaktionen in verschiedenen Organen auftreten. Häufig sind die Haut, der Darm, die Lunge, die Leber und die endokrinen Drüsen betroffen. Diese Nebenwirkungen können sich in Form von Hautausschlägen, Durchfällen, Atembeschwerden, Leberfunktionsstörungen oder hormonellen Ungleichgewichten äußern. In den meisten Fällen können diese Nebenwirkungen mit entzündungshemmenden Medikamenten behandelt werden, wobei insbesondere die frühzeitige Erkennung entscheidend ist, um schwerwiegendere Komplikationen zu vermeiden.

Die Dauer der Behandlung hängt von der individuellen Krankheitsentwicklung und dem Ansprechen auf die Therapie ab. Bei Patienten, die gut auf die Immuntherapie ansprechen und keine schwerwiegenden Nebenwirkungen entwickeln, kann die Behandlung über mehrere Jahre fortgesetzt werden. Bei einigen Patienten bleibt die Immunantwort auch nach Beendigung der Therapie aktiv, sodass eine anhaltende Kontrolle der Erkrankung möglich ist. In anderen Fällen kann es im Verlauf der Behandlung zu einer Resistenzentwicklung kommen, bei der der Tumor Mechanismen entwickelt, um der Immunabwehr erneut zu entgehen. In solchen Situationen kann eine Kombination mit anderen Therapieformen in Erwägung gezogen werden.

Die Einführung der Immuntherapie hat die Behandlung von Lungenkrebs erheblich verändert und stellt für viele

Patienten eine effektive Alternative oder Ergänzung zu herkömmlichen Behandlungsformen dar. Die laufende Forschung konzentriert sich darauf, neue Kombinationstherapien zu entwickeln, um die Wirksamkeit weiter zu verbessern und Resistenzen zu überwinden. Ein weiterer vielversprechender Ansatz ist die personalisierte Immuntherapie, bei der das Immunsystem gezielt auf die spezifischen Merkmale eines individuellen Tumors ausgerichtet wird. In den kommenden Jahren werden neue Entwicklungen und Fortschritte in der Immunonkologie dazu beitragen, die Behandlungsmöglichkeiten weiter zu optimieren und die Prognose von Patienten mit Lungenkrebs weiter zu verbessern.

Die Weiterentwicklung der Immuntherapie fokussiert sich auf die Identifikation neuer therapeutischer Zielstrukturen, die Optimierung von Kombinationsstrategien und die Entwicklung personalisierter Therapieansätze basierend auf immunologischen Biomarkern. Fortschritte in der Tumorimmunologie ermöglichen eine präzisere Auswahl der Patienten, die am wahrscheinlichsten von einer Immuntherapie profitieren, und tragen dazu bei, die Effektivität dieser Behandlungsstrategie weiter zu verbessern. Die Immuntherapie stellt einen fundamentalen Fortschritt in der onkologischen Behandlung dar, indem sie das körpereigene Immunsystem nutzt, um den Tumor gezielt anzugreifen und eine langanhaltende Kontrolle der Erkrankung zu ermöglichen.

5.6 Palliativmedizin

Die palliative Medizin ist ein essenzieller Bestandteil der Behandlung von Lungenkrebs im fortgeschrittenen Stadium und verfolgt das Ziel, die Lebensqualität der Patienten zu erhalten und belastende Symptome zu lindern. Sie umfasst einen ganzheitlichen Ansatz, der sowohl körperliche Beschwerden als auch psychische, soziale und spirituelle Bedürfnisse berücksichtigt. Die individuelle Anpassung der palliativen Maßnahmen an die Krankheitsprogression und die persönliche Situation des Patienten ist entscheidend, um eine optimale Versorgung sicherzustellen.

Die Symptomkontrolle spielt eine zentrale Rolle in der palliativen Therapie, da fortgeschrittener Lungenkrebs mit einer Vielzahl belastender Beschwerden einhergeht, die die Lebensqualität erheblich beeinträchtigen können. Atemnot ist eines der häufigsten und am stärksten belastenden Symptome, das durch tumorbedingte Bronchialobstruktionen, pleurale Ergüsse oder eine fortgeschrittene Lungenfunktionseinschränkung verursacht wird. Die Behandlung umfasst pharmakologische Ansätze wie Opioide, die die Dyspnoe wirksam reduzieren, sowie nicht-medikamentöse Maßnahmen wie Sauerstofftherapie, Atemtechniken und physiotherapeutische Interventionen zur Verbesserung der Lungenfunktion. Eine gezielte palliative Strahlentherapie kann bei tumorbedingten Atemwegsobstruktionen die Tumorlast reduzieren und die Atemsituation verbessern.

Chronischer Schmerz ist ein weiteres häufiges Symptom, das durch eine tumorbedingte Infiltration von Nerven, Knochen oder Weichteilen entstehen kann. Eine effektive Schmerztherapie basiert auf einer abgestuften Analgetikastrategie, die von nicht-opioiden Analgetika über schwache bis starke Opioide reicht. Die Kombination verschiedener Substanzklassen kann zur Verbesserung der Schmerzkontrolle beitragen, indem unterschiedliche Mechanismen der Schmerzmodulation adressiert werden. In bestimmten Fällen kann eine interventionelle Schmerztherapie, wie die Blockade peripherer Nerven oder eine rückenmarksnahe Applikation von Analgetika, erforderlich sein.

Tumorbedingte Fatigue ist eine weit verbreitete und belastende Erscheinung, die durch die Tumorerkrankung selbst, die systemische Therapie oder metabolische Veränderungen hervorgerufen werden kann. Die Behandlung umfasst eine Kombination aus pharmakologischen und nicht-pharmakologischen Maßnahmen, darunter körperliche Aktivierung, Ernährungsinterventionen und psychosoziale Unterstützung. Die Erhaltung der funktionellen Autonomie ist ein zentrales Ziel, um die Lebensqualität der Patienten zu verbessern.

Psychische Belastungen wie Angst, Depression und emotionale Erschöpfung sind häufige Begleiterscheinungen in der palliativen Versorgung und erfordern eine gezielte psychoonkologische Betreuung. Die Diagnose einer fortgeschrittenen Krebserkrankung stellt eine erhebliche psychische Belastung für Patienten und

Angehörige dar, weshalb psychologische Unterstützung, Gesprächstherapie und in bestimmten Fällen auch pharmakologische Interventionen notwendig sein können. Die Integration von sozialer Unterstützung und seelsorgerischer Begleitung hilft, existenzielle Ängste zu bewältigen und emotionale Ressourcen zu stärken.

Die palliative Betreuung beinhaltet auch eine enge interdisziplinäre Zusammenarbeit zwischen Onkologen, Palliativmedizinern, Schmerztherapeuten, Psychoonkologen, Physiotherapeuten und Sozialarbeitern, um eine umfassende Versorgung sicherzustellen. Die frühzeitige Einbindung palliativer Maßnahmen hat sich als vorteilhaft erwiesen, da sie nicht nur die Lebensqualität verbessert, sondern auch das Wohlbefinden während der gesamten Krankheitsphase unterstützt.

Ein weiterer wichtiger Aspekt der palliativen Versorgung ist die Begleitung in der terminalen Krankheitsphase. Die vorausschauende Planung der medizinischen Betreuung, die Berücksichtigung individueller Patientenwünsche und der Einbezug der Angehörigen sind wesentliche Elemente, um eine würdevolle Versorgung am Lebensende zu gewährleisten. Die Hospiz- und Palliativmedizin bieten spezialisierte Unterstützungsangebote, die darauf abzielen, Patienten ein würdevolles Sterben in einer möglichst symptomfreien Umgebung zu ermöglichen.

Die palliative Medizin stellt somit einen integralen Bestandteil der ganzheitlichen Versorgung von Patienten mit fortgeschrittenem Lungenkrebs dar. Sie konzentriert sich auf die Symptomkontrolle, die Verbesserung der Lebensqualität und die psychosoziale Unterstützung, um Patienten und ihren Angehörigen in dieser herausfordernden Phase die bestmögliche Betreuung zu bieten.

6. Spezielle Themen und Herausforderungen

6.1 Behandlung von metastasiertem Lungenkrebs

Die Behandlung von metastasiertem Lungenkrebs stellt eine erhebliche therapeutische Herausforderung dar, da die Erkrankung in diesem Stadium in der Regel nicht mehr kurativ behandelbar ist und sich die Therapieziele auf die Verlängerung der Überlebenszeit, die Kontrolle des Tumorwachstums und die Erhaltung der Lebensqualität konzentrieren. Die Behandlungsstrategie muss individuell an die biologische Charakteristik des Tumors, das allgemeine Wohlbefinden des Patienten und die Lokalisation der Metastasen angepasst werden. Eine präzise molekulare und histopathologische Charakterisierung des Tumors ist essenziell, um die bestmögliche therapeutische Strategie auszuwählen und gezielt gegen die tumorspezifischen Signalwege vorzugehen.

Die systemische Therapie stellt den zentralen Bestandteil der Behandlung dar, da sich die Tumorzellen im fortgeschrittenen Stadium bereits über den Primärtumor hinaus im Organismus ausgebreitet haben und eine lokal begrenzte Behandlung nicht ausreicht. Die Wahl der systemischen Therapie basiert auf dem histologischen Subtyp des Tumors, der genetischen Profilierung sowie der individuellen Verträglichkeit der Behandlung. Die Chemotherapie bleibt eine wesentliche Behandlungsform, insbesondere wenn keine spezifischen molekularen Treibermutationen vorliegen. Sie zielt darauf ab, die

Zellteilung der Tumorzellen zu hemmen, indem sie in den Zellzyklus eingreift und so die Proliferation und Metastasierung verlangsamt.

Die gezielte Therapie spielt eine entscheidende Rolle bei Patienten, deren Tumor spezifische genetische Veränderungen aufweist, die als Angriffspunkte für molekular gerichtete Inhibitoren genutzt werden können. Tumoren mit aktivierenden Mutationen oder chromosomalen Umlagerungen, die zur konstitutiven Aktivierung von Wachstumssignalwegen führen, können durch hochselektive Hemmstoffe effektiv kontrolliert werden. Diese Substanzen blockieren die Signalübertragung, die das unkontrollierte Zellwachstum fördert, und können dadurch das Fortschreiten der Erkrankung verlangsamen und in manchen Fällen das Tumorvolumen reduzieren.

Die Immuntherapie hat sich als eine bedeutende therapeutische Innovation in der Behandlung des metastasierten Lungenkrebses etabliert. Sie nutzt die Aktivierung des körpereigenen Immunsystems, um Tumorzellen gezielt zu erkennen und zu eliminieren. Immun-Checkpoint-Inhibitoren blockieren inhibitorische Signale, die von Tumorzellen genutzt werden, um der Immunüberwachung zu entgehen, und reaktivieren so die Immunantwort gegen die malignen Zellen. Klinische Studien haben gezeigt, dass eine Untergruppe von Patienten mit einer hohen Immunaktivität des Tumors eine langanhaltende Tumorkontrolle und ein verlängertes Überleben durch diese Therapieform erreichen kann.

Neben der systemischen Therapie sind auch lokal begrenzte Maßnahmen essenziell, insbesondere wenn metastatische Absiedlungen symptomatische Beschwerden verursachen oder lebenswichtige Organfunktionen beeinträchtigen. Die Strahlentherapie kann gezielt eingesetzt werden, um Metastasen zu kontrollieren, die Schmerzen verursachen oder neurologische Symptome hervorrufen. Sie spielt eine wesentliche Rolle in der Behandlung von Hirnmetastasen, da sie eine effektive Tumorkontrolle im zentralen Nervensystem ermöglicht und so neurologische Beeinträchtigungen minimieren kann. Die stereotaktische Bestrahlung ermöglicht eine hochpräzise Applikation der Strahlendosis mit maximaler Schonung des umgebenden gesunden Gewebes, was insbesondere bei Patienten mit einer begrenzten Anzahl von Hirnmetastasen vorteilhaft ist.

Die interventionelle Therapie umfasst minimalinvasive Verfahren, die zur lokalen Kontrolle von Metastasen eingesetzt werden können. Die radiofrequenzinduzierte Thermoablation ist eine Methode, bei der durch Hitze Tumorzellen in bestimmten Organen wie der Leber oder der Lunge gezielt zerstört werden. Die selektive Embolisation von Tumorgefäßen stellt eine weitere Möglichkeit dar, um die Durchblutung von Metastasen zu reduzieren und so das Tumorwachstum zu verlangsamen.

Die palliative Versorgung ist ein integraler Bestandteil der Behandlung des metastasierten Lungenkrebses, da die Erkrankung häufig mit schweren Symptomen wie Dyspnoe, Schmerzen, Fatigue und psychischer

Belastung einhergeht. Eine frühzeitige Integration palliativer Maßnahmen kann dazu beitragen, die Lebensqualität zu erhalten, belastende Symptome zu kontrollieren und eine kontinuierliche Betreuung im Verlauf der Erkrankung sicherzustellen.

Die Behandlung des metastasierten Lungenkrebses erfordert einen multimodalen Therapieansatz, der eine enge interdisziplinäre Zusammenarbeit zwischen Onkologen, Strahlentherapeuten, Chirurgen, Palliativmedizinern und weiteren Fachdisziplinen voraussetzt. Die kontinuierliche Weiterentwicklung innovativer Therapien, die präzisere molekulare Charakterisierung des Tumors und die Optimierung individueller Behandlungsstrategien tragen dazu bei, die Prognose und die Lebensqualität der Patienten nachhaltig zu verbessern.

6.2 Lungenkrebs bei spezifischen Patientengruppen

Die Behandlung von Lungenkrebs erfordert eine individuelle Anpassung an spezifische Patientengruppen, da Faktoren wie Begleiterkrankungen, Alter, funktionelle Reserve und individuelle Therapieziele einen erheblichen Einfluss auf die Auswahl und Verträglichkeit der therapeutischen Strategien haben. Die Heterogenität der Patientenpopulation erfordert eine personalisierte Herangehensweise, die sowohl onkologische als auch patientenspezifische Parameter berücksichtigt, um eine optimale Balance zwischen Therapieeffektivität und Verträglichkeit zu gewährleisten.

Patienten mit relevanten Begleiterkrankungen stellen eine besondere Herausforderung dar, da viele der verfügbaren Therapien mit erheblichen Nebenwirkungen einhergehen können, die durch bereits bestehende gesundheitliche Einschränkungen verstärkt werden. Eine häufige Komorbidität bei Patienten mit Lungenkrebs ist die chronisch obstruktive Lungenerkrankung, die die funktionelle Lungenreserve reduziert und das perioperative Risiko bei chirurgischen Eingriffen erhöht. Die präoperative Lungenfunktionsdiagnostik spielt eine zentrale Rolle in der Entscheidung, ob eine operative Tumorresektion sicher durchgeführt werden kann oder ob alternative Therapien wie die stereotaktische Strahlentherapie bevorzugt werden sollten. Patienten mit kardiovaskulären Erkrankungen haben ein erhöhtes Risiko für thromboembolische Komplikationen unter systemischer Therapie, weshalb eine sorgfältige kardiologische Überwachung und gegebenenfalls eine Anpassung der medikamentösen Prophylaxe erforderlich sind.

Metabolische Erkrankungen wie Diabetes mellitus oder chronische Nierenerkrankungen beeinflussen die Pharmakokinetik und Toxizität vieler onkologischer Wirkstoffe. Die Dosisanpassung chemotherapeutischer oder zielgerichteter Medikamente ist essenziell, um toxische Nebenwirkungen zu minimieren, ohne die Wirksamkeit der Behandlung zu kompromittieren. Eine eingeschränkte Nierenfunktion kann die renale Elimination bestimmter zytotoxischer Substanzen beeinträchtigen, was eine sorgfältige Anpassung der Dosierung und eine engmaschige Überwachung erforderlich macht.

Hepatische Funktionsstörungen, die durch metastatische Leberbeteiligung oder vorbestehende Erkrankungen wie Leberzirrhose bedingt sein können, erfordern eine Modifikation der Therapie, um das Risiko einer Hepatotoxizität zu reduzieren.

Ältere Patienten stellen eine weitere spezielle Patientengruppe dar, da der altersbedingte physiologische Funktionsverlust und die erhöhte Prävalenz von Komorbiditäten die Therapieentscheidung maßgeblich beeinflussen. Die geriatrische Onkologie hat gezeigt, dass das chronologische Alter allein nicht ausschlaggebend für die Wahl der Therapie sein sollte, sondern dass eine umfassende Beurteilung der funktionellen Kapazität, der kognitiven Leistungsfähigkeit und der individuellen Lebenssituation entscheidend ist. Eine Chemotherapie kann auch bei älteren Patienten eine wirksame Behandlungsoption darstellen, sofern die allgemeine Konstitution dies zulässt. In bestimmten Fällen kann eine dosisreduzierte oder modifizierte Therapieform eine sinnvolle Alternative darstellen, um Nebenwirkungen zu reduzieren, ohne die Effektivität der Behandlung erheblich zu beeinträchtigen. Die Immuntherapie hat sich als gut verträgliche Behandlungsoption bei älteren Patienten erwiesen, da sie im Vergleich zur Chemotherapie weniger myelotoxische Nebenwirkungen verursacht und die Lebensqualität weniger beeinträchtigt.

Die Behandlung von Lungenkrebs erfordert zudem eine Berücksichtigung der psychosozialen und funktionellen Aspekte, da Patienten mit eingeschränkter Mobilität, kognitiven Defiziten oder fehlenden sozialen Unterstützungsstrukturen besonderen Herausforderungen in der Therapieadhärenz und Nachsorge begegnen. Die Einbindung eines interdisziplinären Teams, bestehend aus Onkologen, Palliativmedizinern, Geriatern, Physiotherapeuten und Sozialarbeitern, kann dazu beitragen, eine individualisierte Betreuung sicherzustellen und die Lebensqualität zu erhalten.

Patienten mit immunologischen oder autoimmunen Erkrankungen stellen eine besondere Herausforderung in der Therapieplanung dar, da die Immuntherapie eine Reaktivierung autoimmuner Prozesse induzieren kann, die zu einer Verschlechterung der Grunderkrankung führen kann. Eine sorgfältige Risiko-Nutzen-Abwägung ist erforderlich, um abzuschätzen, ob eine Immuntherapie sicher verabreicht werden kann oder ob alternative Behandlungsstrategien bevorzugt werden sollten.

Die Behandlung von Lungenkrebs bei spezifischen Patientengruppen erfordert eine differenzierte Herangehensweise, die die individuelle Krankheitslast, die funktionelle Reserve und die Verträglichkeit der verfügbaren Therapieoptionen berücksichtigt. Die kontinuierliche Weiterentwicklung personalisierter Therapieansätze ermöglicht eine zunehmend präzisere Anpassung der Behandlungsstrategien an die spezifischen Bedürfnisse jedes Patienten und trägt dazu bei, sowohl die onkologischen als auch die individuellen Therapieziele optimal zu erreichen.

6.3 Seltene Subtypen und Therapiestrategien

Seltene Subtypen von Lungenkrebs stellen eine besondere diagnostische und therapeutische Herausforderung dar, da sie aufgrund ihrer geringen Inzidenz häufig nicht im Fokus klinischer Studien stehen und standardisierte Behandlungsrichtlinien nur begrenzt verfügbar sind. Diese Tumorarten unterscheiden sich in ihrer histopathologischen, molekularen und klinischen Charakteristik von den häufigeren Formen des nicht-kleinzelligen und kleinzelligen Lungenkarzinoms und erfordern eine spezialisierte Diagnostik, um eine präzise Klassifikation und eine gezielte Therapie zu ermöglichen.

Die histopathologische Untersuchung ist essenziell, um seltene Lungenkrebsarten von anderen malignen Erkrankungen des Thorax zu differenzieren. Immunhistochemische Marker und molekulargenetische Analysen sind notwendig, um die biologischen Eigenschaften des Tumors zu bestimmen und potenzielle therapeutische Angriffspunkte zu identifizieren. Aufgrund der begrenzten Datenlage zu seltenen Subtypen basiert die Therapie häufig auf Analogien zu häufiger vorkommenden Lungenkrebsarten oder auf Erkenntnissen aus anderen Tumorentitäten, die ähnliche molekulare Alterationen aufweisen.

Neuroendokrine Tumoren der Lunge gehören zu den selteneren Subtypen und zeigen eine breite klinische Variabilität von niedriggradigen Tumoren mit langsamer Proliferation bis hin zu hochaggressiven malignen

Varianten mit einer schlechten Prognose. Die Behandlung richtet sich nach der biologischen Aggressivität und umfasst chirurgische Resektion bei lokalisierten Tumoren sowie systemische Therapieoptionen wie Platin-basierte Chemotherapie oder zielgerichtete Therapieansätze bei fortgeschrittener Erkrankung. In bestimmten Fällen kann die Radiorezeptortherapie eingesetzt werden, um Tumorzellen, die spezifische Oberflächenrezeptoren exprimieren, gezielt mit radioaktiven Liganden zu adressieren.

Das muzinöse Adenokarzinom ist ein weiterer seltener Subtyp, der sich durch eine ausgeprägte Schleimproduktion und eine hohe Wahrscheinlichkeit einer multifokalen oder disseminierten Verbreitung in der Lunge auszeichnet. Aufgrund dieser Eigenschaften sind chirurgische Resektionen häufig nicht ausreichend, und systemische Therapieoptionen müssen individuell angepasst werden. Die molekulare Analyse dieser Tumoren zeigt häufig aktivierende Mutationen in Signalwegen, die gezielt durch Tyrosinkinase-Inhibitoren adressiert werden können, wodurch sich neue therapeutische Möglichkeiten ergeben.

Plattenepithelkarzinome mit seltener Differenzierung oder aggressiven Wachstumsmerkmalen erfordern eine intensive multimodale Therapie, die neben chirurgischen Eingriffen und Strahlentherapie häufig auch eine Kombination aus Chemotherapie und Immuntherapie umfasst. Die Identifikation spezifischer Biomarker kann dabei helfen, das Therapieansprechen vorherzusagen und eine individualisierte Behandlungsstrategie zu entwickeln.

Karzinosarkome der Lunge stellen eine seltene und aggressive Tumorform dar, die sowohl epitheliale als auch mesenchymale Komponenten enthält und häufig eine hohe Proliferationsrate aufweist. Diese Tumoren sprechen in der Regel schlecht auf konventionelle Therapien an, weshalb experimentelle Therapieansätze und klinische Studien eine wichtige Rolle in der Behandlung spielen. Die Identifikation molekularer Treibermutationen hat zur Entwicklung neuer zielgerichteter Therapieoptionen beigetragen, die gezielt die Signalwege blockieren, die für das Tumorwachstum verantwortlich sind.

Lymphoepitheliale Karzinome der Lunge sind seltene Tumoren, die eine hohe immunologische Aktivität aufweisen und mit bestimmten viralen Infektionen assoziiert sein können. Diese Tumoren zeigen häufig eine hohe Sensitivität gegenüber Immuntherapien, weshalb die Blockade von Immun-Checkpoints eine vielversprechende Behandlungsoption darstellt.

Die Therapie seltener Lungenkrebsarten erfordert eine enge interdisziplinäre Zusammenarbeit zwischen Onkologen, Pathologen, Radiologen und Thoraxchirurgen, um die bestmögliche Behandlung für den einzelnen Patienten zu gewährleisten. Fortschritte in der molekularen Diagnostik und der Entwicklung neuer zielgerichteter und immunmodulatorischer Therapieansätze tragen dazu bei, die Behandlung dieser seltenen Tumorarten zu optimieren und neue personalisierte Therapieoptionen zu erschließen. Da viele dieser Subtypen aufgrund ihrer Seltenheit nicht in großen klinischen Studien untersucht werden, ist die Teilnahme an spezialisierten Forschungsprogrammen und internationalen Registerstudien von entscheidender Bedeutung, um das Wissen über diese Tumoren zu erweitern und die Therapieoptionen kontinuierlich zu verbessern.

7. Praktischer Ablauf

7.1. Verdachtsfall

Bei Verdacht auf Lungenkrebs ist eine frühzeitige diagnostische Abklärung essenziell, um die Erkrankung in einem möglichst frühen Stadium zu identifizieren und eine gezielte Therapie einzuleiten. Die Symptome von Lungenkrebs sind oft unspezifisch, weshalb eine detaillierte Anamnese, eine sorgfältige klinische Untersuchung und eine differenzierte apparative Diagnostik erforderlich sind, um die Verdachtsdiagnose zu bestätigen oder auszuschließen.

Ein persistierender Husten, der sich in Intensität oder Charakter verändert, stellt ein mögliches Frühsymptom dar, das insbesondere bei Rauchern oder Personen mit chronischen Lungenerkrankungen sorgfältig evaluiert werden muss. Eine bildgebende Untersuchung, vorzugsweise eine **Computertomographie**, ist notwendig, um pathologische Veränderungen wie pulmonale Rundherde oder Lungeninfiltrate zu identifizieren. Eine Röntgenaufnahme des Thorax kann initial durchgeführt werden, bietet jedoch eine geringere Sensitivität für kleine oder peripher gelegene Tumoren. Eine **endoskopische Untersuchung** mit bronchoskopischer Probenentnahme ist bei zentral lokalisierten Veränderungen indiziert, um eine histopathologische Sicherung des Tumors zu ermöglichen.

Bluthusten kann auf eine Invasion bronchialer Gefäße durch eine maligne Neubildung hindeuten und erfordert eine sofortige weiterführende Diagnostik. Neben der bildgebenden Diagnostik und der Bronchoskopie kann eine funktionelle Abklärung erforderlich sein, um die Lokalisation der Blutungsquelle und den Ausbreitungsgrad des Prozesses zu bestimmen. Eine gezielte Abklärung von Koagulopathien oder entzündlichen Erkrankungen ist notwendig, um Differenzialdiagnosen auszuschließen.

Eine anhaltende **Atemnot**, die sich schleichend verschlechtert, kann auf eine tumorbedingte Obstruktion der Atemwege, eine pleurale Beteiligung oder eine lymphogene Tumorausbreitung hinweisen. Eine detaillierte Funktionsdiagnostik der Lunge ist erforderlich, um die respiratorische Reserve des Patienten zu bestimmen und die Notwendigkeit unterstützender Maßnahmen wie Sauerstofftherapie oder interventioneller Verfahren zur Wiederherstellung der Atemwegsdurchgängigkeit zu evaluieren. Eine computertomographische Untersuchung mit Kontrastmittel kann das Vorliegen pleuraler Ergüsse oder mediastinaler Raumforderungen bestätigen. Eine pleurale Punktion mit zytologischer Untersuchung des Punktats kann helfen, eine maligne **Tumorausbreitung** in der Pleura nachzuweisen.

Brustschmerzen, die ohne erkennbaren Auslöser auftreten oder sich bei Atmung verstärken, können auf eine pleurale Beteiligung oder eine thorakale Infiltration des Tumors hinweisen. Eine differenzierte Bildgebung mit

Magnetresonanztomographie kann notwendig sein, um eine genauere Abklärung der Tumorausdehnung und der Beziehung zu angrenzenden Strukturen zu ermöglichen. Eine gezielte Analgesie ist erforderlich, um die Lebensqualität des Patienten zu erhalten und die Atemmechanik nicht durch Schonatmung weiter zu beeinträchtigen.

Eine neu aufgetretene Heiserkeit kann auf eine Tumorinfiltration oder eine Kompression des Nervus recurrens hindeuten, der für die Beweglichkeit der Stimmbänder verantwortlich ist. Eine laryngoskopische Untersuchung ermöglicht die Beurteilung der **Stimmbandfunktion** und kann Hinweise auf eine mögliche neurologische oder mechanische Ursache geben. Eine weiterführende bildgebende Diagnostik mit Computertomographie oder Positronen-Emissions-Tomographie in Kombination mit Computertomographie kann erforderlich sein, um eine mediastinale Tumorausbreitung zu beurteilen.

Ein ungewollter Gewichtsverlust in Verbindung mit Fatigue, Nachtschweiß oder Appetitlosigkeit kann auf eine systemische Tumorerkrankung hinweisen. Eine umfassende labordiagnostische Untersuchung kann metabolische Veränderungen, inflammatorische Prozesse oder paraneoplastische Syndrome aufdecken, die häufig mit fortgeschrittenem Lungenkrebs assoziiert sind. Eine frühzeitige supportive Therapie mit ernährungsmedizinischer Beratung und symptomorientierter

Behandlung kann erforderlich sein, um die körperliche Verfassung des Patienten zu stabilisieren.

Neurologische Symptome wie Kopfschmerzen, Schwindel, kognitive Einschränkungen oder fokale neurologische Defizite können auf eine hämatogene Metastasierung in das zentrale Nervensystem hindeuten. Eine bildgebende Untersuchung mit Magnetresonanztomographie des Gehirns ist erforderlich, um das Vorliegen von Hirnmetastasen zu bestätigen oder auszuschließen. Eine stereotaktische Bestrahlung oder eine systemische Therapie mit Immun- oder zielgerichteter Behandlung kann in Abhängigkeit von der Anzahl und Lokalisation der Metastasen notwendig sein.

Die systematische Abklärung dieser Symptome erfordert eine interdisziplinäre Zusammenarbeit zwischen Onkologen, Pulmologen, Radiologen, Pathologen und weiteren Fachrichtungen, um eine präzise Diagnosestellung und eine individuell angepasste Therapieplanung zu gewährleisten. Die frühzeitige Identifikation der Erkrankung und die gezielte Nutzung moderner Diagnostikverfahren sind entscheidend für die Prognose und die Lebensqualität der betroffenen Patienten.

7.2. Die Diagnose bestätigt sich

Wenn die Diagnose Lungenkrebs durch histopathologische und molekulargenetische Untersuchungen bestätigt wurde, ist eine umfassende interdisziplinäre Beurteilung erforderlich, um die optimale

Therapieentscheidung zu treffen. Die Klassifikation des Tumors nach histologischen, molekularbiologischen und klinischen Kriterien bestimmt die weitere Vorgehensweise, wobei verschiedene Therapieoptionen in Betracht gezogen werden können. Die Behandlung richtet sich nach dem Tumorstadium, der biologischen Aggressivität, dem Allgemeinzustand des Patienten und möglichen Begleiterkrankungen, sodass in vielen Fällen ein individuell angepasstes Therapiekonzept entwickelt wird.

Die Festlegung der **Behandlungsstrategie** erfolgt in interdisziplinären Tumorkonferenzen, in denen Onkologen, Thoraxchirurgen, Strahlentherapeuten, Pathologen, Radiologen und Palliativmediziner gemeinsam die verfügbaren Optionen abwägen. Bei frühen Krankheitsstadien, in denen der Tumor lokal begrenzt ist, stellt die chirurgische Resektion die bevorzugte Behandlungsmethode dar, da sie die höchsten Chancen auf eine Heilung bietet. Die Entscheidung für eine Operation hängt von der anatomischen Lage des Tumors, der Lungenfunktion und der individuellen Belastbarkeit des Patienten ab. In bestimmten Fällen kann eine neoadjuvante Therapie mit Chemotherapie oder Strahlentherapie sinnvoll sein, um die Tumorgröße vor einer Operation zu reduzieren und die Wahrscheinlichkeit einer vollständigen Resektion zu erhöhen.

Wenn die Erkrankung fortgeschritten ist und der Tumor bereits in regionale Lymphknoten eingewachsen ist oder angrenzende Strukturen infiltriert, wird eine multimodale Therapie angestrebt. Die Kombination aus Strahlentherapie und systemischer Behandlung kann eine effektive Tumorkontrolle ermöglichen und in manchen Fällen die Möglichkeit einer operativen Therapie eröffnen. Bei Patienten, bei denen eine chirurgische Resektion nicht durchführbar ist, wird die Strahlentherapie als primäre lokale Behandlungsoption eingesetzt, insbesondere wenn eine vollständige Tumorentfernung nicht zu erwarten ist oder eine systemische Therapie alleine nicht ausreicht, um eine Kontrolle der Tumorprogression zu gewährleisten.

Bei metastasiertem Lungenkrebs stehen systemische Therapien im Vordergrund, da die Erkrankung in diesem Stadium über den Primärtumor hinaus in andere Organe gestreut hat und eine lokale Behandlung nicht mehr ausreicht. Die Wahl der systemischen Therapie basiert auf der molekularen Charakterisierung des Tumors, um gezielt gegen die biologischen Eigenschaften der Tumorzellen vorzugehen. Die zielgerichtete Therapie mit Tyrosinkinase-Inhibitoren ist eine Option für Patienten mit spezifischen genetischen Veränderungen, die das Tumorwachstum antreiben, während die Immuntherapie insbesondere bei Patienten mit einer hohen Expression immunologischer Marker eine nachhaltige Tumorkontrolle ermöglichen kann. In Fällen, in denen weder eine gezielte Therapie noch eine Immuntherapie geeignet ist, wird eine Chemotherapie eingesetzt, um das Tumorwachstum zu verlangsamen und die Symptome der Erkrankung zu lindern.

Trotz einer bestätigten Diagnose besteht in vielen Fällen ein Handlungsspielraum, da die Therapieentscheidung von verschiedenen Faktoren abhängt, die individuell berücksichtigt werden müssen. Der Allgemeinzustand des Patienten, die funktionelle Lungenkapazität und mögliche Begleiterkrankungen beeinflussen die Wahl der Therapie, da nicht alle Patienten für jede Behandlungsform geeignet sind. Die Lebensqualität, persönliche Präferenzen und die individuellen Therapieziele werden in die Entscheidungsfindung einbezogen, insbesondere wenn mehrere Therapieoptionen zur Verfügung stehen. In bestimmten Situationen kann auch ein abwartendes Vorgehen mit engmaschiger Überwachung gerechtfertigt sein, insbesondere bei langsam wachsenden Tumoren oder in Fällen, in denen eine intensive Therapie das Risiko schwerwiegender Nebenwirkungen birgt.

Die palliative Versorgung ist ein wesentlicher Bestandteil der Therapieplanung, wenn die Erkrankung nicht mehr kurativ behandelbar ist oder die Belastung durch eine aggressive Behandlung die potenziellen Vorteile überwiegt. Die symptomorientierte Behandlung umfasst Maßnahmen zur Kontrolle von Atemnot, Schmerzen, Fatigue und anderen tumorbedingten Beschwerden, um die Lebensqualität bestmöglich zu erhalten. Palliativmedizinische Konzepte werden frühzeitig in die Behandlungsstrategie integriert, um eine kontinuierliche Unterstützung für Patienten und ihre Angehörigen zu gewährleisten.

Die Behandlung von Lungenkrebs erfolgt zunehmend individualisiert, basierend auf den biologischen Charakteristika des Tumors, der individuellen gesundheitlichen Situation und den persönlichen Wünschen des Patienten. Die kontinuierliche Weiterentwicklung diagnostischer und therapeutischer Verfahren eröffnet neue Möglichkeiten, die Therapie präziser auf die jeweiligen Bedürfnisse anzupassen und die Prognose der Erkrankung zu verbessern. Die interdisziplinäre Zusammenarbeit und die fortlaufende Reevaluation der Therapieoptionen sind entscheidend, um die bestmögliche Versorgung zu gewährleisten und den Patienten eine möglichst hohe Lebensqualität zu ermöglichen.

7.3. Lange Leben mit Lungenkrebs

Die Möglichkeit, mit einer bösartigen Erkrankung der Lunge über einen langen Zeitraum zu leben, hängt von verschiedenen Faktoren ab, darunter die Art und das Stadium der Erkrankung, das genetische Profil der Tumorzellen, die allgemeine körperliche Verfassung sowie die Verfügbarkeit und Wirksamkeit moderner therapeutischer Maßnahmen.

Fortschritte in der medizinischen Forschung haben dazu geführt, dass sich die Behandlungsmöglichkeiten erheblich verbessert haben und die Überlebenszeiten für viele Betroffene deutlich verlängert werden können. Eine frühzeitige Diagnosestellung, eine individuell angepasste Therapie, eine optimale körperliche und psychische Betreuung sowie eine konsequente Lebensweise tragen dazu bei, die Erkrankung zu kontrollieren und die Lebensqualität zu erhalten.

Die wichtigste Voraussetzung für eine langfristige Kontrolle der Erkrankung ist eine frühzeitige Diagnose, da sich im frühen Stadium oft bessere Therapiemöglichkeiten bieten. Regelmäßige Vorsorgeuntersuchungen sind besonders für Menschen mit einem erhöhten Risiko von großer Bedeutung, insbesondere für Personen mit langjährigem Tabakkonsum oder einer familiären Belastung. Moderne bildgebende Verfahren ermöglichen eine frühzeitige Entdeckung kleinerer Tumoren, sodass eine gezielte Therapie rechtzeitig eingeleitet werden kann.

Die Wahl der Therapie richtet sich nach der Art der Erkrankung, den genetischen Eigenschaften der Tumorzellen und dem allgemeinen Gesundheitszustand. In den frühen Stadien ist eine chirurgische Entfernung des Tumors oft die beste Option, da sie die Möglichkeit einer vollständigen Heilung bietet. Die Operation kann durch eine Strahlenbehandlung ergänzt werden, um verbliebene Tumorzellen zu zerstören und das Risiko eines erneuten Auftretens zu verringern. In fortgeschritteneren Stadien oder bei nicht operablen Tumoren kommen medikamentöse Behandlungen zum Einsatz, die das Wachstum der Krebszellen hemmen und die Krankheit über lange Zeit stabilisieren können.

Die medikamentöse Therapie umfasst verschiedene Ansätze, die je nach individuellen Merkmalen des Tumors zum Einsatz kommen. Bei Tumoren mit spezifischen genetischen Veränderungen können zielgerichtete

Medikamente eingesetzt werden, die den veränderten Signalweg in den Krebszellen blockieren und somit das Wachstum der Tumorzellen verhindern. Diese Medikamente haben in den letzten Jahren erhebliche Fortschritte ermöglicht und können in vielen Fällen über Jahre hinweg wirksam sein, solange keine Resistenzentwicklung auftritt. Eine weitere effektive Methode ist die Immuntherapie, die das körpereigene Abwehrsystem aktiviert und die Fähigkeit des Immunsystems verbessert, Krebszellen zu erkennen und zu zerstören. Diese Therapieform hat in zahlreichen Studien eine deutliche Verlängerung der Überlebenszeit gezeigt und kann auch bei weit fortgeschrittenen Stadien zu einer langfristigen Krankheitskontrolle führen. Bei Tumoren ohne spezifische genetische Veränderungen oder bei Patienten, die nicht für eine Immuntherapie infrage kommen, wird häufig eine Chemotherapie eingesetzt, die das Zellwachstum unspezifisch hemmt. In vielen Fällen wird eine Kombinationstherapie angewendet, um die Wirksamkeit zu erhöhen und Resistenzmechanismen entgegenzuwirken.

Neben der spezifischen Tumortherapie spielt die allgemeine körperliche Verfassung eine entscheidende Rolle für die Prognose. Eine optimale Ernährung trägt dazu bei, den Körper zu stärken und Nebenwirkungen der Behandlung besser zu bewältigen. Eine ausgewogene Kost mit ausreichend Nährstoffen, Eiweißen und gesunden Fetten unterstützt das Immunsystem und verbessert die Widerstandskraft gegenüber Infektionen und anderen Begleiterkrankungen. Körperliche Aktivität ist ebenfalls von großer Bedeutung, da sie die allgemeine Fitness erhält, die Durchblutung verbessert und die psychische Verfassung positiv beeinflusst. Moderate Bewegung kann dabei helfen, die körperliche Leistungsfähigkeit zu steigern und das Risiko von Komplikationen wie Muskelabbau oder Thrombosen zu verringern.

Ein weiterer zentraler Aspekt für eine langfristige Krankheitskontrolle ist die Vermeidung von schädlichen Einflüssen. Der Verzicht auf das Rauchen ist von entscheidender Bedeutung, da das Einatmen krebserregender Substanzen nicht nur das Risiko eines Wiederauftretens der Erkrankung erhöht, sondern auch die Wirksamkeit vieler medikamentöser Therapien verringern kann. Auch die Luftqualität und die Exposition gegenüber schädlichen Umweltstoffen spielen eine Rolle, weshalb der Kontakt mit Schadstoffen wie Asbest, Feinstaub oder giftigen Dämpfen vermieden werden sollte.

Die psychische Verfassung beeinflusst nicht nur die Lebensqualität, sondern auch den Krankheitsverlauf. Stress und emotionale Belastungen können das Immunsystem schwächen und die Krankheitsbewältigung erschweren, weshalb eine professionelle psychologische Betreuung hilfreich sein kann. Gesprächstherapien, achtsamkeitsbasierte Techniken und soziale Unterstützung durch Familie und Freunde tragen dazu bei, mit der Diagnose besser umzugehen und eine positive Lebenshaltung zu bewahren. Ein aktiver Umgang mit der Erkrankung, die Einbindung in soziale Netzwerke und eine offene Kommunikation mit dem Behandlungsteam fördern die Bereitschaft zur Therapie und können die Prognose positiv beeinflussen.

Regelmäßige ärztliche Kontrolluntersuchungen sind unerlässlich, um den Krankheitsverlauf genau zu beobachten und frühzeitig auf Veränderungen reagieren zu können. Moderne bildgebende Verfahren und Laboranalysen ermöglichen eine engmaschige Überwachung, sodass Therapieanpassungen rechtzeitig vorgenommen werden können, falls der Tumor fortschreitet oder neue therapeutische Ansätze verfügbar werden. Die Forschung entwickelt kontinuierlich neue Medikamente und Behandlungsstrategien, die eine immer präzisere und individuellere Therapie ermöglichen, weshalb eine enge Zusammenarbeit mit einem spezialisierten medizinischen Zentrum sinnvoll ist, um von den neuesten Entwicklungen zu profitieren.

Die Kombination aus frühzeitiger Diagnose, individuell angepasster Therapie, einer gesunden Lebensweise und einer stabilen psychischen Verfassung ermöglicht es vielen Menschen, auch mit einer bösartigen Erkrankung der Lunge über lange Zeiträume zu leben. Der wissenschaftliche Fortschritt hat in den letzten Jahren zu erheblichen Verbesserungen in der Behandlung geführt, sodass die Erkrankung in vielen Fällen als chronische, aber kontrollierbare Krankheit betrachtet werden kann. Eine konsequente Umsetzung aller verfügbaren Maßnahmen, eine enge ärztliche Betreuung und die aktive Mitwirkung an der eigenen Gesundheit sind entscheidend, um die bestmögliche Prognose zu erreichen und die Lebensqualität trotz der Diagnose langfristig zu erhalten.

7.4. Psychologische Begleitung

Die Diagnose einer bösartigen Erkrankung der Lunge stellt für den betroffenen Menschen eine extreme psychische Belastung dar, die tiefgreifende Auswirkungen auf das emotionale, soziale und physische Wohlbefinden hat.

Die Psyche spielt eine entscheidende Rolle im Krankheitsverlauf, da sie nicht nur die Fähigkeit des Menschen beeinflusst, mit der Erkrankung umzugehen, sondern auch physiologische Prozesse innerhalb des Körpers moduliert, die wiederum die Krankheitsbewältigung beeinflussen können. Die psychologische Begleitung ist daher ein essenzieller Bestandteil der ganzheitlichen Behandlung und trägt dazu bei, Ängste zu reduzieren, die Lebensqualität zu verbessern und die aktive Teilnahme an therapeutischen Maßnahmen zu fördern.

Die Reaktion auf die Diagnose variiert individuell und ist von verschiedenen Faktoren abhängig, darunter die persönliche Resilienz, frühere Erfahrungen mit schweren Erkrankungen, die soziale Unterstützung sowie die aktuelle Lebenssituation. Häufige emotionale Reaktionen sind Schock, Verzweiflung, Angst, Wut und Trauer. Während einige Menschen mit einer aktiven Bewältigungsstrategie reagieren und sich schnell mit der neuen Realität auseinandersetzen, erleben andere eine Phase der Verdrängung oder einen Zustand psychischer Erstarrung. Insbesondere die Unsicherheit über die Prognose, die Angst vor Schmerzen oder körperlichen Einschränkungen sowie die Sorge um die Familie können zu erheblichen psychischen Belastungen führen. In vielen Fällen entwickelt sich eine generalisierte Angststörung oder eine depressive Symptomatik, die ohne angemessene psychologische Unterstützung die Lebensqualität und die Motivation zur Behandlung erheblich beeinträchtigen kann.

Die psychologische Begleitung beginnt idealerweise unmittelbar nach der Diagnosestellung und umfasst sowohl die emotionale Stabilisierung als auch die Förderung individueller Bewältigungsmechanismen. Der erste Schritt besteht in der behutsamen Vermittlung von Informationen über die Erkrankung, die Therapiemöglichkeiten und den zu erwartenden Verlauf. Dabei ist es essenziell, dass der betroffene Mensch die Möglichkeit erhält, seine Ängste und Fragen offen zu äußern und in einem geschützten Raum über seine Gefühle zu sprechen. Die enge Zusammenarbeit zwischen den behandelnden Onkologen, Psychologen und spezialisierten Beratern ermöglicht eine auf die individuellen Bedürfnisse abgestimmte Unterstützung.

Ein zentraler Bestandteil der psychologischen Begleitung ist die Bearbeitung von Angstzuständen, die insbesondere vor diagnostischen Untersuchungen, während der Therapie oder in Erwartung von Krankheitsverläufen auftreten. Gezielte psychotherapeutische

Interventionen wie kognitive Verhaltenstherapie oder achtsamkeitsbasierte Techniken können helfen, katastrophisierende Gedankenmuster zu durchbrechen und eine innere Stabilität zu fördern. Dabei wird die Fähigkeit gestärkt, sich nicht ausschließlich auf die Erkrankung zu fokussieren, sondern auch weiterhin positive Erlebnisse wahrzunehmen und das eigene Leben aktiv zu gestalten.

Ein weiteres wesentliches Element ist die Unterstützung bei der Krankheitsverarbeitung. Die Auseinandersetzung mit der Endlichkeit des Lebens kann existenzielle Fragen aufwerfen, die zu einer intensiven Reflexion über persönliche Werte, Beziehungen und bisherige Lebensentscheidungen führen. Der therapeutische Prozess ermöglicht es dem betroffenen Menschen, diese Themen in einem geschützten Rahmen zu besprechen und eine individuell passende Haltung zur Erkrankung zu entwickeln. Dabei kann auch die spirituelle Dimension eine Rolle spielen, insbesondere wenn der Glaube eine wichtige Ressource für den Umgang mit der Krankheit darstellt.

Die Bedeutung der sozialen Unterstützung ist nicht zu unterschätzen, da zwischenmenschliche Beziehungen maßgeblich zur psychischen Stabilität beitragen. Die psychologische Begleitung umfasst daher auch die Einbeziehung von Angehörigen, die ihrerseits mit starken Emotionen und Ängsten konfrontiert sind. Oftmals besteht eine wechselseitige Dynamik zwischen den Betroffenen und ihren Familienmitgliedern, die durch unausgesprochene Sorgen oder den Wunsch, den anderen nicht zusätzlich zu belasten, geprägt ist. Die psychologische Betreuung kann helfen, Kommunikationsbarrieren abzubauen und einen offenen Austausch zu fördern, der es ermöglicht, gemeinsame Bewältigungsstrategien zu entwickeln.

Neben den emotionalen Aspekten spielt die Psyche auch eine bedeutende Rolle im körperlichen Krankheitsverlauf. Wissenschaftliche Studien belegen, dass chronischer Stress und depressive Zustände das Immunsystem schwächen und die Regeneration des Körpers beeinträchtigen können. Durch die Aktivierung der Stressachse werden vermehrt entzündungsfördernde Botenstoffe ausgeschüttet, die sich negativ auf den gesamten Organismus auswirken. Darüber hinaus kann eine hohe psychische Belastung die Bereitschaft zur Therapie verringern, da Gefühle der Hoffnungslosigkeit oder Angst zu einem Vermeidungsverhalten führen können. Eine gezielte psychologische Unterstützung trägt dazu bei, diese negativen Auswirkungen zu minimieren und eine aktive Teilnahme an der Behandlung zu fördern.

Die Bedeutung der psychischen Gesundheit zeigt sich auch im Umgang mit Nebenwirkungen der medizinischen Therapie. Körperliche Beschwerden wie Übelkeit, Fatigue oder Schmerzen können durch die psychische Verfassung verstärkt oder gelindert werden. Menschen, die über effektive Bewältigungsstrategien verfügen und ein starkes soziales Netzwerk haben, erleben oft eine geringere subjektive Belastung durch Nebenwirkungen und eine bessere Anpassung an die veränderte Lebenssituation. Techniken wie Entspannungsverfahren, Atemübungen oder die Fokussierung auf positive Erlebnisse können helfen, das allgemeine Wohlbefinden zu steigern und den Behandlungsverlauf positiv zu beeinflussen.

Die psychologische Begleitung endet nicht mit dem Abschluss der medizinischen Therapie, sondern umfasst auch die Phase der Nachsorge. Viele Menschen erleben nach der akuten Behandlung eine tiefe Unsicherheit, da die regelmäßigen Arztbesuche und die enge Betreuung durch das medizinische Team wegfallen. Die Angst vor einem Rückfall kann das tägliche Leben erheblich beeinträchtigen und dazu führen, dass die Betroffenen ihre Zukunft als ungewiss und belastend empfinden. Die psychologische Nachsorge hilft dabei, Strategien für den Umgang mit dieser Unsicherheit zu entwickeln und das Vertrauen in den eigenen Körper wiederherzustellen.

Die Diagnosestellung einer bösartigen Lungenerkrankung stellt eine tiefgreifende psychische Herausforderung dar, die weit über die medizinische Behandlung hinausgeht. Die Psyche beeinflusst nicht nur die subjektive Wahrnehmung der Erkrankung, sondern auch den Verlauf und die Therapieadhärenz. Eine umfassende psychologische Begleitung ist daher ein unverzichtbarer Bestandteil der ganzheitlichen Versorgung und trägt dazu bei, dass die Betroffenen nicht nur medizinisch, sondern auch emotional und sozial bestmöglich unterstützt werden. Die kontinuierliche Forschung auf diesem Gebiet ermöglicht es, neue therapeutische Ansätze zu entwickeln, die eine noch gezieltere Unterstützung der psychischen Gesundheit ermöglichen und somit die Prognose und die Lebensqualität nachhaltig verbessern können.

8. Zukünftige Entwicklungen

8.1 Fortschritte in der Diagnostik

Die Fortschritte in der Diagnostik von Lungenkrebs haben in den letzten Jahren durch innovative Technologien und verbesserte molekulare Analysemethoden erhebliche Verbesserungen in der Früherkennung, Klassifikation und Therapieplanung ermöglicht. Neue diagnostische Verfahren eröffnen die Möglichkeit, Tumorerkrankungen früher zu detektieren, präzisere Aussagen über die individuelle Tumorbiologie zu treffen und das Ansprechen auf Therapien in Echtzeit zu überwachen. Diese Entwicklungen könnten zu einer grundlegenden Veränderung in der klinischen Praxis führen, indem sie invasive Diagnostikmethoden ergänzen oder in bestimmten Fällen ersetzen und so die Patientenversorgung weiter optimieren.

8.1.1. Liquid Biopsy

Die **Liquid Biopsy** stellt einen der bedeutendsten Fortschritte in der nicht-invasiven Tumordiagnostik dar. Diese Methode basiert auf der Analyse von zirkulierenden Tumorzellen, zellfreier tumorassoziierter Desoxyribonukleinsäure oder extrazellulären Vesikeln, die aus dem Primärtumor oder Metastasen in den Blutkreislauf gelangen. Die Liquid Biopsy ermöglicht eine molekulare Charakterisierung des Tumors, ohne dass eine invasive

Gewebeentnahme erforderlich ist, und kann so dazu beitragen, die genetischen Veränderungen des Tumors in Echtzeit zu überwachen. Insbesondere für Patienten, bei denen keine ausreichende Menge an Biopsiegewebe zur Verfügung steht oder bei denen eine erneute Tumorgewebsentnahme nicht möglich ist, stellt diese Methode eine vielversprechende Alternative dar. Zudem kann die Liquid Biopsy genutzt werden, um frühzeitig Resistenzmechanismen gegen zielgerichtete Therapien zu identifizieren und eine Anpassung der Behandlung vorzunehmen, bevor eine klinische Progression auftritt.

Die Behandlung mit einer Flüssigbiopsie bei einer bösartigen Erkrankung der Lunge ist ein innovativer diagnostischer und therapiesteuernder Ansatz, der auf der Analyse von zirkulierender Tumor-DNA im Blut basiert. Diese Methode ermöglicht eine nicht-invasive Untersuchung genetischer Veränderungen innerhalb der Krebszellen, die für das Tumorwachstum verantwortlich sind, ohne dass eine erneute Gewebeentnahme erforderlich ist. Der gesamte Prozess umfasst mehrere Schritte, darunter die Blutentnahme, die Aufbereitung der Probe, die hochsensitive molekulargenetische Analyse sowie die therapeutische Anpassung auf Grundlage der gewonnenen Erkenntnisse.

Die Anwendung einer Flüssigbiopsie erfolgt insbesondere in Situationen, in denen eine herkömmliche Gewebeentnahme nicht möglich oder mit einem hohen Risiko für den Patienten verbunden ist. Darüber hinaus wird diese Methode genutzt, um die Dynamik der genetischen Veränderungen des Tumors im Verlauf der Erkrankung zu überwachen. Da bösartige Tumore eine hohe genetische Instabilität aufweisen und sich im Laufe der Zeit neue Mutationen entwickeln können, erlaubt eine wiederholte Flüssigbiopsie die frühzeitige Erkennung von Resistenzmechanismen gegenüber laufenden Therapien und ermöglicht eine zeitnahe Anpassung der Behandlung.

Der erste Schritt der Flüssigbiopsie ist die Entnahme einer Blutprobe, die in spezialisierten Laboren weiterverarbeitet wird. Das Blut wird zentrifugiert, um die festen Zellbestandteile von der flüssigen Phase zu trennen. Innerhalb des Blutplasmas befinden sich kleine Mengen zellfreier DNA, die aus Tumorzellen stammt und durch verschiedene Mechanismen in die Blutbahn gelangt ist. Diese zirkulierende Tumor-DNA wird isoliert und mit hochsensitiven molekulargenetischen Verfahren analysiert.

Die molekulargenetische Untersuchung der zirkulierenden Tumor-DNA erfolgt mit modernsten Methoden wie der Polymerase-Kettenreaktion oder der sogenannten Next-Generation-Sequenzierung. Dabei werden gezielt genetische Veränderungen untersucht, die für die Empfindlichkeit oder Resistenz gegenüber bestimmten medikamentösen Behandlungen von Bedeutung sind. Auf diese Weise können Mutationen identifiziert werden, die auf eine gezielte Therapie mit spezifischen Medikamenten hinweisen oder den Nachweis einer erworbenen Resistenz gegen eine laufende Behandlung liefern.

Die Ergebnisse der Flüssigbiopsie dienen als Grundlage für eine gezielte Therapieanpassung. Wenn beispielsweise eine genetische Veränderung im Tumor nachgewiesen wird, für die ein spezifisches Medikament verfügbar ist, kann der behandelnde Arzt die medikamentöse Therapie entsprechend umstellen. In vielen Fällen ermöglicht die Flüssigbiopsie auch eine frühzeitige Erkennung von Resistenzmechanismen, noch bevor das Tumorwachstum in bildgebenden Verfahren sichtbar wird. Dadurch können rechtzeitig neue therapeutische Strategien eingeleitet werden, um ein Fortschreiten der Erkrankung zu verhindern.

Ein weiterer bedeutender Anwendungsbereich der Flüssigbiopsie ist die Überwachung der minimalen Resterkrankung nach einer primären Therapie. Selbst nach erfolgreicher chirurgischer Entfernung eines Tumors oder einer intensiven medikamentösen Behandlung können in einigen Fällen einzelne Krebszellen im Körper verbleiben, die mit konventionellen bildgebenden Verfahren nicht nachweisbar sind. Durch die Analyse zirkulierender Tumor-DNA kann frühzeitig festgestellt werden, ob noch Tumorzellen vorhanden sind oder ein erneutes Tumorwachstum zu erwarten ist. Dies ermöglicht eine präzisere Steuerung der Nachsorge und eine frühzeitige therapeutische Intervention, falls ein Wiederauftreten der Erkrankung festgestellt wird.

Die Vorteile der Flüssigbiopsie liegen in ihrer Nicht-Invasivität, der Möglichkeit zur wiederholten Anwendung und der hohen Sensitivität für genetische

Veränderungen im Tumor. Im Gegensatz zur herkömmlichen Gewebebiopsie, die mit Risiken wie Infektionen, Blutungen oder Komplikationen verbunden sein kann, erfordert die Flüssigbiopsie lediglich eine einfache Blutentnahme. Dadurch ist sie besonders für Patienten geeignet, bei denen aufgrund des Tumorstadiums oder des allgemeinen Gesundheitszustandes keine erneute Gewebeentnahme möglich ist. Darüber hinaus ermöglicht sie eine dynamische Überwachung der Erkrankung in Echtzeit, sodass therapeutische Entscheidungen auf Grundlage der aktuellen biologischen Eigenschaften des Tumors getroffen werden können.

Die Flüssigbiopsie weist jedoch auch einige Limitationen auf. Da die Menge an zirkulierender Tumor-DNA im Blut variieren kann, besteht das Risiko von falsch-negativen Ergebnissen, insbesondere bei kleinen Tumoren oder langsam wachsenden Tumorzellen, die nur geringe Mengen genetischen Materials in die Blutbahn abgeben. Zudem können genetische Veränderungen, die nur in bestimmten Tumorregionen auftreten, möglicherweise nicht in der Blutprobe nachgewiesen werden, sodass in bestimmten Fällen weiterhin eine herkömmliche Gewebeentnahme erforderlich sein kann.

8.1.2. Biomarker-Analyse

Die Analyse spezifischer Biomarker im Blut gewinnt in der modernen Onkologie zunehmend an Bedeutung, da sie eine nicht-invasive, sensitive und reproduzierbare Möglichkeit bietet, Veränderungen in der

Tumorbiologie in Echtzeit zu erfassen. Die Untersuchung von Biomarkern ermöglicht nicht nur die Identifikation und Klassifikation von Tumoren, sondern auch eine differenzierte Prognoseeinschätzung sowie eine präzise Steuerung der Therapie. Neben der Analyse zirkulierender tumorassoziierter Desoxyribonukleinsäure, die aus abgestorbenen Tumorzellen freigesetzt wird und eine Vielzahl genetischer Veränderungen widerspiegelt, gewinnen weitere molekulare Komponenten an Bedeutung, die tiefere Einblicke in das Verhalten und die Dynamik der Tumorerkrankung ermöglichen. Hierzu zählen insbesondere tumorassoziierte Proteine, die entweder direkt von den Tumorzellen produziert oder durch die Interaktion des Tumors mit dem umgebenden Gewebe oder dem Immunsystem freigesetzt werden. Solche Proteine können Aufschluss über die Tumoraktivität, die Resistenzentwicklung gegenüber therapeutischen Maßnahmen und die Immunreaktion des Körpers geben. Darüber hinaus sind tumorassoziierte Metaboliten von besonderem Interesse, da sie Veränderungen im Stoffwechsel der Krebszellen widerspiegeln, die durch die gesteigerte Zellproliferation, veränderte Energiegewinnung und eine modifizierte Interaktion mit dem Mikromilieu bedingt sind.

Die Identifikation und Charakterisierung dieser Biomarker eröffnet neue Möglichkeiten für eine präzisere und individualisierte Diagnostik und erlaubt eine engmaschige Überwachung der Tumorprogression oder des Therapieansprechens. Durch die Analyse multipler Biomarker in Kombination mit fortschrittlichen bioinformatischen Verfahren können komplexe Muster erkannt werden, die mit herkömmlichen diagnostischen Methoden nicht erfasst werden können. Insbesondere der Einsatz maschineller Lernverfahren ermöglicht eine automatisierte Analyse großer Datenmengen und die Identifikation spezifischer molekularer Signaturen, die für bestimmte Subtypen der Erkrankung oder für unterschiedliche Krankheitsstadien charakteristisch sind. Die Kombination aus genetischen, proteomischen und metabolomischen Daten führt zu einer ganzheitlichen Betrachtung der Tumorbiologie und erlaubt eine hochdifferenzierte Risikostratifizierung der Patienten.

Die Anwendung dieser Technologien verbessert nicht nur die diagnostische Präzision, sondern trägt auch zur Optimierung therapeutischer Entscheidungen bei. Durch die frühzeitige Erkennung molekularer Veränderungen, die mit einer Resistenzentwicklung assoziiert sind, kann die Behandlung angepasst werden, bevor es zu einem klinisch relevanten Fortschreiten der Erkrankung kommt. Darüber hinaus können Biomarker-basierte Algorithmen dazu beitragen, Patienten für spezifische Therapien gezielt auszuwählen, sodass nur diejenigen Personen eine bestimmte medikamentöse Behandlung erhalten, die mit einer hohen Wahrscheinlichkeit darauf ansprechen werden. Dies führt nicht nur zu einer Steigerung der Effektivität der Therapie, sondern minimiert auch potenzielle Nebenwirkungen und unerwünschte Belastungen durch unwirksame Behandlungen.

Die kontinuierliche Weiterentwicklung der Technologien zur Biomarkeranalyse wird dazu beitragen, die Präzision der Krebsdiagnostik und -therapie weiter zu erhöhen. Während die aktuelle Forschung bereits vielversprechende Fortschritte bei der Identifikation neuer Biomarker erzielt hat, liegt eine der größten Herausforderungen in der Standardisierung und Validierung dieser Verfahren für den klinischen Einsatz. Nur durch umfangreiche prospektive Studien kann sichergestellt werden, dass die identifizierten Biomarker zuverlässig zwischen gesunden und erkrankten Personen unterscheiden können und dass sie in der Lage sind, den Krankheitsverlauf präzise vorherzusagen. Die Integration solcher Analysen in die routinemäßige Patientenversorgung erfordert eine enge interdisziplinäre Zusammenarbeit zwischen Molekularbiologen, Onkologen, Bioinformatikern und klinischen Forschern.

Die Anwendung der Biomarkeranalyse in der Lungenkrebsdiagnostik wird in Zukunft einen immer größeren Stellenwert einnehmen und könnte die bisherige Praxis der Tumorcharakterisierung grundlegend verändern. Die Möglichkeit, genomische, proteomische und metabolische Veränderungen durch eine einfache Blutprobe zu erfassen, eröffnet neue Perspektiven für eine frühzeitige Erkennung bösartiger Erkrankungen, eine präzisere Behandlungssteuerung und eine kontinuierliche Verlaufsbeobachtung. Langfristig könnte diese Methode dazu beitragen, die onkologische Versorgung weiter zu personalisieren und die Therapieoptionen gezielt an die individuellen molekularen Merkmale des Tumors anzupassen, um die Prognose und die Lebensqualität der betroffenen Patienten nachhaltig zu verbessern.

8.1.3. Atemluftanalysen

Die Analyse der Atemluft stellt eine vielversprechende Technologie dar, die das Potenzial hat, die Früherkennung und Diagnostik von bösartigen Lungenerkrankungen erheblich zu verbessern. Diese Methode basiert auf der Erkenntnis, dass Tumorzellen aufgrund ihres veränderten Stoffwechsels spezifische flüchtige organische Verbindungen produzieren, die über die Lunge in die Atemluft abgegeben werden. Diese Moleküle entstehen durch biochemische Prozesse innerhalb der Tumorzellen, die sich in ihren metabolischen Eigenschaften von gesunden Zellen unterscheiden. Die veränderten Stoffwechselwege führen zur Produktion charakteristischer chemischer Substanzen, die als sogenannte Tumor-Biomarker in der Atemluft nachweisbar sind.

Die Detektion dieser Moleküle erfolgt mithilfe hochsensitiver analytischer Verfahren, die in der Lage sind, geringste Konzentrationen der flüchtigen organischen Verbindungen zu erfassen. Eine der etabliertesten Methoden ist die Massenspektrometrie, bei der die chemische

Zusammensetzung der Atemluft detailliert analysiert wird. Durch die Kombination mit einer Gaschromatographie können einzelne Moleküle präzise separiert und identifiziert werden. Eine weitere vielversprechende Technologie basiert auf der Verwendung von Gassensoren, die durch chemische Reaktionen mit spezifischen Molekülen in der Atemluft eine messbare elektrische Signaländerung erzeugen. Solche Sensoren, die oft als elektronische Nasen bezeichnet werden, können für den schnellen und kostengünstigen Nachweis spezifischer Tumor-Biomarker genutzt werden.

Der Vorteil der Atemluftanalyse liegt in ihrer Nicht-Invasivität, da die Entnahme der Probe einfach durch das Ausatmen in ein spezielles Sammelsystem erfolgt. Im Gegensatz zu herkömmlichen diagnostischen Verfahren wie Gewebeentnahmen oder bildgebenden Untersuchungen stellt diese Methode eine vollkommen schmerzfreie Alternative dar, die weder Komplikationen noch eine Belastung für die betroffenen Personen mit sich bringt. Diese Eigenschaften machen die Atemluftanalyse besonders attraktiv für den Einsatz in groß angelegten Screening-Programmen, die darauf abzielen, Risikopersonen frühzeitig zu identifizieren und gezielt einer weiterführenden Diagnostik zuzuführen.

Ein zentraler Anwendungsbereich der Atemluftanalyse ist die Früherkennung von bösartigen Lungenerkrankungen in einer möglichst frühen Phase, in der noch keine klinischen Symptome vorhanden sind. Da Lungenkrebs häufig erst in fortgeschrittenen Stadien diagnostiziert wird, wenn therapeutische Maßnahmen nur noch eingeschränkt wirksam sind, besteht ein großes Interesse an neuen Methoden, die eine frühzeitige Erkennung ermöglichen. Die Identifikation charakteristischer Muster flüchtiger organischer Verbindungen könnte dazu beitragen, Personen mit einem erhöhten Risiko gezielt auszuwählen und frühzeitig einer umfassenden Diagnostik zu unterziehen, um eine rechtzeitige Therapie einzuleiten.

Die Atemluftanalyse könnte auch im Verlauf der Erkrankung zur Therapiekontrolle eingesetzt werden. Da sich die Stoffwechselprozesse innerhalb der Tumorzellen unter dem Einfluss einer medikamentösen Behandlung verändern, könnten sich auch die chemischen Signaturen in der Atemluft verändern. Eine kontinuierliche Überwachung dieser molekularen Marker könnte daher Hinweise darauf liefern, ob ein Tumor auf eine bestimmte Therapie anspricht oder ob sich Resistenzen entwickeln, die eine Anpassung der Behandlung erforderlich machen.

Obwohl die Atemluftanalyse ein enormes Potenzial für die onkologische Diagnostik besitzt, gibt es noch einige Herausforderungen, die vor einer breiten klinischen Anwendung bewältigt werden müssen. Ein zentrales Problem ist die hohe interindividuelle Variabilität der Atemluftzusammensetzung, die von zahlreichen Faktoren beeinflusst wird, darunter Ernährung, Umweltfaktoren, Begleiterkrankungen und individuelle Stoffwechselunterschiede. Dies erschwert die Identifikation spezifischer

Tumor-Biomarker, die eindeutig zwischen gesunden und erkrankten Personen unterscheiden können. Um die diagnostische Genauigkeit zu erhöhen, werden zunehmend fortgeschrittene bioinformatische Methoden und maschinelle Lernverfahren eingesetzt, die komplexe Muster in den chemischen Signaturen der Atemluft erkennen und eine präzisere Unterscheidung zwischen gesunden und erkrankten Individuen ermöglichen.

Ein weiterer wichtiger Aspekt ist die Standardisierung der Probenentnahme und Analyseverfahren, um eine hohe Reproduzierbarkeit der Messergebnisse zu gewährleisten. Unterschiede in der Atemluftzusammensetzung können durch technische Variabilität oder unterschiedliche Sammel- und Analysemethoden entstehen, was die Vergleichbarkeit der Ergebnisse erschwert. Um die Atemluftanalyse als zuverlässiges diagnostisches Instrument zu etablieren, sind daher umfangreiche klinische Studien erforderlich, die die Sensitivität und Spezifität der Methode in unterschiedlichen Patientenkohorten untersuchen und validieren.

Die kontinuierliche Weiterentwicklung der Sensortechnologie und analytischer Verfahren wird dazu beitragen, die diagnostische Präzision der Atemluftanalyse weiter zu verbessern. Die Kombination mit anderen molekularen Biomarkern, wie der Analyse von zirkulierender Tumor-DNA oder proteomischen Markern im Blut, könnte die Genauigkeit weiter erhöhen und eine umfassendere Charakterisierung der Tumorbiologie ermöglichen. In der Zukunft könnte die Atemluftanalyse nicht nur für die Diagnose und Verlaufskontrolle von Lungenkrebs, sondern auch für die Detektion anderer Krebserkrankungen und chronischer Lungenerkrankungen eingesetzt werden.

Die nicht-invasive, schnelle und kosteneffiziente Natur dieser Technologie macht sie besonders attraktiv für den Einsatz in der klinischen Praxis und in bevölkerungsweiten Screening-Programmen. Mit der fortschreitenden Entwicklung und Standardisierung der Methode könnte sie eine entscheidende Rolle in der onkologischen Diagnostik übernehmen und dazu beitragen, die Früherkennung und personalisierte Therapie von bösartigen Lungenerkrankungen erheblich zu verbessern. Die Atemluftanalyse stellt damit einen vielversprechenden Fortschritt in der medizinischen Diagnostik dar, der langfristig die Überlebensraten und die Lebensqualität von Patienten mit einer bösartigen Erkrankung der Lunge positiv beeinflussen könnte.

8.1.4. Künstliche Intelligenz

Die Integration **künstlicher Intelligenz** in die diagnostische Bildgebung stellt einen bedeutenden Fortschritt in der Erkennung und Klassifikation von bösartigen Lungenerkrankungen dar. Durch den Einsatz von Algorithmen, die auf maschinellem Lernen und tiefen neuronalen Netzwerken basieren, ist es möglich, radiologische Bilddaten mit einer bislang unerreichten Präzision zu analysieren und subtile Veränderungen in der

Lungenstruktur zu identifizieren, die für das menschliche Auge nur schwer oder gar nicht erkennbar sind. Diese Technologie kann insbesondere in der computertomographischen Diagnostik einen erheblichen Mehrwert bieten, indem sie automatisierte Verfahren zur Erkennung, Quantifizierung und Charakterisierung von pulmonalen Rundherden bereitstellt. Die Sensitivität dieser Algorithmen erlaubt es, selbst kleinste Gewebeveränderungen zu erfassen, noch bevor sie klinische Symptome verursachen oder mit konventionellen Analysemethoden nachweisbar sind.

Die computergestützte Analyse basiert auf umfangreichen Trainingsdatensätzen, die aus Tausenden bis Millionen von hochauflösenden Computertomographie-Bildern bestehen, die mit verifizierten Diagnoseinformationen verknüpft sind. Durch wiederholtes Lernen kann die künstliche Intelligenz spezifische Muster erkennen, die für bösartige oder gutartige Läsionen charakteristisch sind, und somit eine objektive Bewertung der Bildgebungsergebnisse ermöglichen. Diese Algorithmen sind in der Lage, verschiedene Parameter zu berücksichtigen, darunter die Größe, die Form, die Textur und das Wachstumsmuster der pulmonalen Rundherde. Darüber hinaus ermöglichen sie eine Differenzierung zwischen primären Lungentumoren, Metastasen oder benignen Veränderungen wie entzündlichen Infiltraten oder fibrotischen Veränderungen.

Ein weiteres wesentliches Anwendungsgebiet der künstlichen Intelligenz in der radiologischen Diagnostik ist die prädiktive Modellierung des Tumorwachstums und die Risikobewertung hinsichtlich der Malignität einer Lungenläsion. Durch die Analyse von longitudinalen Bildgebungsdaten können Algorithmen nicht nur das Wachstumsmuster eines Tumors quantifizieren, sondern auch anhand mathematischer Modelle eine Vorhersage über die zukünftige Entwicklung der Erkrankung treffen. Diese Funktion ist von besonderer Bedeutung für die Entscheidungsfindung, ob eine Gewebeentnahme zur weiteren pathologischen Untersuchung erforderlich ist oder ob eine engmaschige Überwachung im Rahmen eines sogenannten „watchful waiting"-Ansatzes ausreicht.

Neben der Optimierung der radiologischen Diagnostik bietet die künstliche Intelligenz auch vielversprechende Möglichkeiten für die molekulare Analyse und personalisierte Therapieplanung. Die zunehmende Bedeutung der Flüssigbiopsie und der genetischen Charakterisierung von Tumoren erfordert leistungsfähige Algorithmen, die in der Lage sind, komplexe genetische, epigenetische und proteomische Daten zu analysieren und klinisch relevante Informationen aus diesen Daten zu extrahieren. Durch den Einsatz maschineller Lernverfahren können molekulare Muster identifiziert werden, die nicht nur für die Klassifikation eines Tumors von Bedeutung sind, sondern auch prädiktive Aussagen über das Therapieansprechen und die Krankheitsprogression ermöglichen.

Ein zentraler Vorteil der künstlichen Intelligenz in der molekularen Onkologie besteht in ihrer Fähigkeit, riesige Datenmengen innerhalb kürzester Zeit zu verarbeiten und Korrelationen zwischen genetischen Veränderungen und klinischen Endpunkten herzustellen. Während konventionelle bioinformatische Analysen häufig auf spezifische Genmutationen oder einzelne Biomarker fokussiert sind, können moderne maschinelle Lernverfahren komplexe Interaktionen zwischen verschiedenen molekularen Signalwegen berücksichtigen und so eine ganzheitlichere Einschätzung der Tumorbiologie ermöglichen. Dies könnte dazu beitragen, individuelle Resistenzmechanismen frühzeitig zu erkennen und die Therapie gezielt anzupassen, bevor eine klinische Verschlechterung eintritt.

Die Fortschritte in der künstlichen Intelligenz könnten zudem dazu genutzt werden, automatisierte Systeme zur Entscheidungsunterstützung in der klinischen Praxis zu entwickeln. Diese Systeme könnten behandelnde Onkologen bei der Auswahl der optimalen Therapieoptionen unterstützen, indem sie klinische, radiologische und molekulare Daten integrieren und darauf basierende personalisierte Empfehlungen ausgeben. Solche Ansätze haben das Potenzial, die Präzision der Behandlung erheblich zu verbessern und die Patientenversorgung individueller und effizienter zu gestalten.

Die Weiterentwicklung dieser innovativen Diagnostikmethoden könnte dazu beitragen, die Früherkennung von Lungenkrebs maßgeblich zu verbessern, indem sie eine präzisere Selektion von Hochrisikopatienten für weiterführende diagnostische Untersuchungen ermöglicht. Gleichzeitig eröffnet die Kombination verschiedener Technologien, darunter molekulare Analysen, Bildgebung und künstliche Intelligenz, neue Möglichkeiten für eine personalisierte Medizin, die darauf abzielt, die bestmögliche Therapie für jeden einzelnen Patienten zu finden.

Ein weiterer wichtiger Aspekt ist die **Standardisierung der Analysemethoden**, um eine einheitliche Qualität und Vergleichbarkeit der Ergebnisse sicherzustellen. Unterschiedliche Bildgebungsprotokolle, technische Variabilitäten bei der Erfassung und Verarbeitung von Bilddaten sowie heterogene Trainingsdatensätze können die Leistungsfähigkeit von künstlichen Intelligenz-Algorithmen beeinflussen. Daher sind interdisziplinäre Anstrengungen erforderlich, um einheitliche Standards für die Implementierung und Anwendung dieser Technologien zu entwickeln.

Die zunehmende Verfügbarkeit dieser Methoden könnte dazu führen, dass die Art und Weise, wie Lungenkrebs diagnostiziert und behandelt wird, grundlegend verändert wird. Durch die Kombination modernster Bildgebungsverfahren mit künstlicher Intelligenz und molekularer Diagnostik könnten in Zukunft individualisierte Behandlungsstrategien entwickelt werden, die auf einer umfassenden Analyse der biologischen Eigenschaften eines Tumors basieren. Dies könnte nicht nur die Prognose für betroffene Patienten verbessern, sondern auch die Effizienz der onkologischen Versorgung insgesamt steigern.

Insgesamt stellt die künstliche Intelligenz einen der vielversprechendsten technologischen Fortschritte in der modernen Onkologie dar. Ihre Fähigkeit, große Mengen an komplexen Daten mit hoher Präzision zu analysieren und klinisch relevante Informationen zu extrahieren, bietet ein enormes Potenzial für die Verbesserung der Krebsdiagnostik und -therapie. Die kontinuierliche Forschung und Entwicklung auf diesem Gebiet wird entscheidend sein, um die volle Bandbreite dieser Technologie auszuschöpfen und die Integration in die klinische Praxis weiter voranzutreiben. Durch interdisziplinäre Kooperationen zwischen Medizinern, Informatikern und Forschern wird es möglich sein, die künstliche Intelligenz zu einem festen Bestandteil der modernen Onkologie zu machen und langfristig dazu beizutragen, die Lebenserwartung und Lebensqualität von Patienten mit bösartigen Lungenerkrankungen nachhaltig zu verbessern.

8.2 Präzisionsmedizin

Die Fortschritte in der Diagnostik von Lungenkrebs haben in den letzten Jahren durch innovative Technologien und verbesserte molekulare Analysemethoden erhebliche Verbesserungen in der Früherkennung, Klassifikation und Therapieplanung ermöglicht.

Neue diagnostische Verfahren eröffnen die Möglichkeit, Tumorerkrankungen früher zu detektieren, präzisere Aussagen über die individuelle Tumorbiologie zu treffen und das Ansprechen auf Therapien in Echtzeit zu überwachen. Diese Entwicklungen könnten zu einer grundlegenden Veränderung in der klinischen Praxis führen, indem sie invasive Diagnostikmethoden ergänzen oder in bestimmten Fällen ersetzen und so die Patientenversorgung weiter optimieren.

Die Weiterentwicklung innovativer Diagnostikmethoden hat das Potenzial, die Früherkennung von Lungenkrebs zu verbessern, personalisierte Therapieansätze zu unterstützen und die kontinuierliche Überwachung des Krankheitsverlaufs zu erleichtern. Die Kombination verschiedener Technologien, von molekularen Analysen über Bildgebung bis hin zu künstlicher Intelligenz, könnte zu einer neuen Ära in der Diagnostik führen, die eine individuellere und effektivere Behandlung ermöglicht. Die Implementierung dieser Technologien in die klinische Praxis erfordert jedoch eine umfassende Validierung in prospektiven Studien, um die diagnostische Genauigkeit, die klinische Relevanz und die Kosteneffizienz dieser Verfahren zu bestätigen. Die zunehmende Verfügbarkeit dieser Methoden könnte langfristig die Art und Weise, wie Lungenkrebs diagnostiziert und behandelt wird, grundlegend verändern und dazu beitragen, die Prognose der Erkrankung zu verbessern.

8.3 Innovative Therapieansätze

Innovative Therapieansätze in der Behandlung von Lungenkrebs eröffnen neue Perspektiven für eine gezieltere und effektivere Bekämpfung der Erkrankung. Fortschritte in der Immuntherapie, der Entwicklung therapeutischer Krebsimpfstoffe und der Gentherapie haben das Potenzial, bestehende Behandlungsstrategien zu erweitern und neue Wege zur Kontrolle des Tumorwachstums und zur Verbesserung der Überlebensraten zu erschließen. Diese innovativen Methoden beruhen auf einem vertieften Verständnis der Tumorbiologie, der genetischen Veränderungen in Tumorzellen und der komplexen Interaktion zwischen Tumor und Immunsystem.

8.3.1. Neues in der Immuntherapie

Neue Ansätze in der Immuntherapie konzentrieren sich darauf, das körpereigene Immunsystem gezielt zu aktivieren, um Tumorzellen effektiver zu erkennen und zu eliminieren. Während herkömmliche Immuntherapien in erster Linie auf die Blockade von Immun-Checkpoints abzielen, also regulatorische Mechanismen des Immunsystems hemmen, die normalerweise eine überschießende Immunantwort verhindern, wird zunehmend an zusätzlichen immunmodulierenden Strategien geforscht, die eine Verstärkung der körpereigenen Abwehrmechanismen ermöglichen. Die Aktivierung bestimmter Signalwege innerhalb von Immunzellen, insbesondere durch den Einsatz agonistischer Antikörper, die kostimulatorische Rezeptoren auf der Zelloberfläche binden, stellt einen vielversprechenden Ansatz dar, um die Effektivität der Immunantwort gegen Tumorzellen signifikant zu verbessern.

Die Hemmung von Immun-Checkpoints, die bereits seit mehreren Jahren erfolgreich in der klinischen Onkologie angewendet wird, basiert auf der Blockade inhibitorischer Signale, die von Tumorzellen genutzt werden, um der Immunerkennung zu entgehen. Diese Signale führen dazu, dass Immunzellen, insbesondere T-Lymphozyten, in ihrer Aktivität gehemmt werden und dadurch ihre Fähigkeit verlieren, Krebszellen gezielt anzugreifen. Die Entwicklung von spezifischen Antikörpern, die an Rezeptoren auf Immunzellen binden und diese hemmenden Signale aufheben, hat dazu geführt, dass die körpereigene Abwehr in vielen Fällen wieder in der Lage ist, Tumorzellen zu bekämpfen. Allerdings zeigt sich, dass nicht alle Patienten auf diese Form der Immuntherapie ansprechen und dass es im Laufe der Behandlung zu Resistenzentwicklungen kommen kann, die die Wirksamkeit der Therapie einschränken. Um diese Problematik zu überwinden, wird intensiv an ergänzenden Strategien geforscht, die über die alleinige Checkpoint-Blockade hinausgehen und eine zusätzliche Stimulierung der Immunzellen ermöglichen.

Die gezielte Aktivierung von T-Zellen durch agonistische Antikörper stellt eine der vielversprechendsten Strategien dar, um die Immunantwort gegen Tumorzellen weiter zu verstärken. Diese Antikörper binden an kostimulatorische Rezeptoren, die eine entscheidende Rolle in der Regulation der T-Zell-Aktivierung spielen, und führen dazu, dass Immunzellen stärker aktiviert werden und eine nachhaltigere Immunantwort gegen Tumorzellen aufrechterhalten. Dabei stehen insbesondere Moleküle wie OX-forty, CD-vierundzwanzig oder GITR im Fokus der Forschung, die als zentrale Schaltstellen in der Regulation der T-Zell-Funktion gelten und durch die Bindung spezifischer Antikörper eine verstärkte Aktivierung der Immunzellen bewirken können.

Ein weiterer vielversprechender Ansatz besteht in der gezielten Manipulation des Tumormikromilieus, das eine entscheidende Rolle für die Immunantwort spielt. Tumorzellen sind in der Lage, ein immunsuppressives Umfeld zu schaffen, das die Funktion von Immunzellen einschränkt und die Effektivität der Immuntherapie reduziert. Durch die gezielte Beeinflussung dieses Mikromilieus, beispielsweise durch die Neutralisation immunsuppressiver Zytokine oder die Reprogrammierung von Tumor-assoziierten Makrophagen, könnte es möglich sein, die Voraussetzungen für eine effektivere Immunantwort zu verbessern und die Wirksamkeit von Immuntherapien zu steigern.

Eine weitere Strategie zur Überwindung von Resistenzmechanismen besteht in der Kombination verschiedener Immuntherapien, die simultan auf multiple Signalwege des Immunsystems einwirken. Die Kombination von Immun-Checkpoint-Inhibitoren mit agonistischen Antikörpern, die kostimulatorische Signalwege aktivieren, könnte synergistische Effekte erzeugen und dazu beitragen, die Ansprechrate auf immunmodulatorische Behandlungen zu verbessern. Darüber hinaus wird untersucht, inwieweit eine kombinierte Anwendung von Immuntherapie und anderen onkologischen Behandlungsformen, wie zielgerichteten Medikamenten oder Strahlentherapie, zu einer verstärkten Aktivierung der körpereigenen Immunabwehr führen kann. Bestimmte Chemotherapeutika oder Strahlenbehandlungen können eine sogenannte Immunogenität des Tumors induzieren, indem sie Krebszellen dazu veranlassen, spezifische Signale freizusetzen, die eine verstärkte Erkennung durch das Immunsystem ermöglichen. Die gezielte Kombination solcher Behandlungsformen könnte dazu beitragen, dass Tumorzellen effektiver durch das Immunsystem erkannt und eliminiert werden.

Die kontinuierliche Weiterentwicklung neuer Immuntherapieansätze und die präzise Analyse der individuellen Tumorbiologie könnten es in Zukunft ermöglichen, maßgeschneiderte Therapieansätze für einzelne Patienten zu entwickeln, die auf den spezifischen molekularen Eigenschaften des jeweiligen Tumors basieren. Der Einsatz moderner Technologien zur Analyse der Immunlandschaft eines Tumors, einschließlich der Charakterisierung von Immunzellpopulationen innerhalb des Tumorgewebes und der Identifikation individueller Resistenzmechanismen, könnte dazu beitragen, die Auswahl der optimalen Immuntherapie für jeden einzelnen Patienten zu verbessern und so die Wirksamkeit der Behandlung langfristig zu steigern. In der klinischen

Forschung wird intensiv daran gearbeitet, neue immunmodulatorische Wirkstoffe zu identifizieren, die gezielt in die Regulation der Immunantwort eingreifen und so neue Möglichkeiten für die Behandlung bösartiger Tumorerkrankungen eröffnen.

8.3.2. Impfstoffe gegen Krebs

Therapeutische Krebsimpfstoffe stellen eine vielversprechende Strategie in der modernen Onkologie dar, da sie darauf abzielen, das körpereigene Immunsystem gezielt gegen Tumorzellen zu aktivieren. Im Gegensatz zu prophylaktischen Impfstoffen, die der Verhinderung von Infektionskrankheiten dienen, basiert das Prinzip therapeutischer Krebsimpfstoffe auf der Induktion einer spezifischen Immunantwort gegen tumorassoziierte Antigene, die bevorzugt in Krebszellen exprimiert werden, während sie in gesundem Gewebe nicht oder nur in sehr geringer Menge vorkommen. Die gezielte Immunstimulation soll dazu beitragen, dass das Immunsystem Tumorzellen effektiver erkennt und eliminiert, um das Tumorwachstum zu kontrollieren und ein Fortschreiten der Erkrankung zu verhindern.

Die Entwicklung therapeutischer Krebsimpfstoffe erfordert eine präzise Identifikation geeigneter Zielstrukturen, die auf den Tumorzellen vorhanden sind und als Angriffspunkte für das Immunsystem dienen können. Diese tumorassoziierten Antigene sind in verschiedenen Tumorarten unterschiedlich ausgeprägt und können entweder aus mutierten Proteinen bestehen, die spezifisch in Krebszellen vorkommen, oder aus Proteinen, die normalerweise nur in bestimmten Entwicklungsstadien des Körpers exprimiert werden, aber bei einer bösartigen Entartung reaktiviert werden. Die Auswahl geeigneter Antigene ist von zentraler Bedeutung für die Effektivität der Impfung, da sie bestimmen, wie gut das Immunsystem in der Lage ist, den Tumor gezielt anzugreifen.

Ein vielversprechender Ansatz in der modernen Entwicklung therapeutischer Krebsimpfstoffe ist die Personalisierung der Impfstoffe auf Grundlage der individuellen genetischen Signatur des Tumors. Jeder Tumor weist eine Vielzahl individueller genetischer Veränderungen auf, die sich in der Zusammensetzung der produzierten Proteine widerspiegeln. Durch moderne Sequenzierungstechnologien ist es möglich, die genetische Landschaft eines Tumors umfassend zu analysieren und daraus spezifische Antigene abzuleiten, die für die Impfung genutzt werden können. Dieser Ansatz ermöglicht eine maßgeschneiderte Immuntherapie, die darauf abzielt, eine gezielte Immunantwort gegen die spezifischen Merkmale eines individuellen Tumors zu induzieren.

Ein zentraler Mechanismus therapeutischer Krebsimpfstoffe besteht in der Aktivierung von T-Lymphozyten, die eine zentrale Rolle in der Immunabwehr spielen. Diese Immunzellen sind in der Lage, tumorassoziierte Antigene zu erkennen und gezielt gegen Tumorzellen vorzugehen. Die Effektivität einer Immunantwort hängt jedoch davon ab, dass die Antigene effizient an das Immunsystem präsentiert werden, sodass eine starke und nachhaltige Reaktion ausgelöst wird. Um die Immunstimulation zu verstärken, werden verschiedene Strategien zur Verabreichung von Krebsimpfstoffen erforscht, darunter proteinbasierte Impfstoffe, die tumorassoziierte Antigene direkt enthalten, sowie Impfstoffe auf Basis von genetischem Material, die die körpereigenen Zellen dazu anregen, die Zielantigene selbst zu produzieren und dadurch eine starke Immunantwort hervorzurufen.

Ein besonders innovativer Ansatz ist die Nutzung von Botenribonukleinsäure für die Entwicklung von Krebsimpfstoffen. Diese Technologie basiert darauf, dass synthetische Botenribonukleinsäure, die für tumorassoziierte Antigene kodiert, in Immunzellen eingebracht wird, um eine verstärkte Immunreaktion auszulösen. Die Botenribonukleinsäure wird nach der Verabreichung in körpereigene Zellen aufgenommen und führt dort zur Produktion der entsprechenden Antigene, die dann von Immunzellen erkannt werden können. Dies hat den Vorteil, dass eine starke zelluläre und humorale Immunantwort induziert wird, da sowohl T-Zellen als auch Antikörper-produzierende B-Lymphozyten aktiviert werden. Zudem ist diese Technologie hochflexibel, da durch einfache Modifikation der genetischen Sequenz schnell auf unterschiedliche Tumorarten und individuelle Mutationsprofile reagiert werden kann.

Die Kombination therapeutischer Krebsimpfstoffe mit weiteren Immuntherapien stellt einen vielversprechenden Ansatz dar, um die Effektivität der Behandlung zu steigern. In präklinischen und klinischen Studien wird untersucht, inwieweit die Kombination mit Immun-Checkpoint-Inhibitoren oder anderen immunmodulatorischen Substanzen dazu beitragen kann, die Antitumorantwort zu verstärken und Resistenzen zu überwinden. Durch die gezielte Beeinflussung der Immunregulation könnte es möglich sein, das volle Potenzial therapeutischer Krebsimpfstoffe auszuschöpfen und die Behandlungsergebnisse weiter zu verbessern.

Trotz der vielversprechenden Fortschritte gibt es Herausforderungen, die bei der Entwicklung und Anwendung therapeutischer Krebsimpfstoffe berücksichtigt werden müssen. Eine der größten Schwierigkeiten besteht in der Heterogenität von Tumoren, da innerhalb eines Tumors verschiedene Zellpopulationen mit unterschiedlichen genetischen Veränderungen existieren können. Dies kann dazu führen, dass einzelne Tumorzellen der Immunerkennung entgehen und somit Resistenzen gegen die Immuntherapie entwickeln. Um diesem Problem zu begegnen, wird an der Kombination verschiedener Antigene innerhalb eines Impfstoffs gearbeitet, um eine breitere und robustere Immunantwort zu erzielen.

Ein weiterer kritischer Aspekt ist die Entwicklung geeigneter Verabreichungssysteme, die eine effektive Aufnahme der Impfstoffe in die relevanten Immunzellen ermöglichen. Neue Technologien zur Formulierung von Impfstoffen, wie Nanopartikel-basierte Trägersysteme, könnten dazu beitragen, die Immunogenität zu erhöhen und die Effektivität der Behandlung zu verbessern. Zudem wird intensiv daran gearbeitet, Biomarker zu identifizieren, die eine präzise Vorhersage des Therapieansprechens ermöglichen, um eine gezieltere Auswahl von Patienten für die Behandlung mit Krebsimpfstoffen zu ermöglichen.

Die Forschung im Bereich therapeutischer Krebsimpfstoffe hat in den letzten Jahren bedeutende Fortschritte gemacht und könnte in Zukunft eine entscheidende Rolle in der personalisierten Onkologie spielen. Die Möglichkeit, das Immunsystem gezielt gegen individuelle Tumoreigenschaften zu aktivieren, eröffnet neue Perspektiven für die Behandlung bösartiger Erkrankungen und könnte dazu beitragen, langfristige Krankheitskontrolle oder sogar Heilung in bestimmten Tumorentitäten zu ermöglichen. Durch die kontinuierliche Weiterentwicklung der Immuntherapie und die enge Verzahnung mit modernen Sequenzierungstechnologien wird es möglich sein, immer präzisere und effektivere Therapieansätze zu entwickeln, die auf die spezifischen biologischen Eigenschaften eines Tumors zugeschnitten sind.

8.3.3. Gentherapien

Die Gentherapie hat sich in den letzten Jahren als eine vielversprechende und potenziell transformative Strategie in der modernen Onkologie etabliert, da sie gezielt genetische Veränderungen adressieren kann, die für das unkontrollierte Wachstum von Tumorzellen verantwortlich sind. Im Gegensatz zu herkömmlichen

Behandlungsformen wie der Chemotherapie oder der Strahlentherapie, die unspezifisch sowohl gesunde als auch bösartige Zellen angreifen, verfolgt die Gentherapie das Ziel, spezifische genetische Defekte in Tumorzellen zu korrigieren oder gezielt in die Regulation von Signalwegen einzugreifen, um die malignen Eigenschaften der Krebszellen zu unterbinden. Durch die Fortschritte in der molekularbiologischen Forschung konnten neue Methoden entwickelt werden, die es ermöglichen, Tumor-DNA direkt zu modifizieren oder regulatorische Ribonukleinsäuremoleküle gezielt zu beeinflussen, um das Wachstum von Krebszellen zu hemmen.

Ein zentraler Ansatz der Gentherapie in der Onkologie besteht darin, mutierte Onkogene zu deaktivieren oder tumorsuppressive Signalwege wieder zu aktivieren, die im Verlauf der Tumorentstehung ausgeschaltet wurden. Onkogene sind genetische Elemente, die durch Mutationen oder andere Veränderungen eine dauerhafte Aktivierung erfahren können und dadurch zu einer verstärkten Zellteilung und einem unkontrollierten Wachstum der Krebszellen führen. Eine gezielte Abschaltung dieser Onkogene könnte das Wachstum der Tumorzellen stoppen und den programmierten Zelltod, also die Apoptose, wiederherstellen. Parallel dazu spielt die Reaktivierung tumorsuppressiver Gene eine wichtige Rolle, da diese Gene normalerweise für die Kontrolle der Zellproliferation und die Reparatur genetischer Schäden verantwortlich sind. In vielen Tumoren sind solche tumorsuppressiven Mechanismen durch genetische oder epigenetische Veränderungen inaktiviert, wodurch die

Zellen ihre Fähigkeit zur Wachstumskontrolle verlieren. Durch die gezielte Reaktivierung dieser Signalwege könnte die natürliche Tumorabwehr wiederhergestellt werden, sodass Krebszellen vermehrt in den programmierten Zelltod überführt werden.

Ein bedeutender Fortschritt in der Gentherapie besteht in der Entwicklung von Vektorsystemen, die genetisches Material direkt in Tumorzellen transportieren und dort eine gezielte Korrektur krankheitsverursachender Mutationen ermöglichen. Diese Vektoren bestehen entweder aus viralen oder nicht-viralen Systemen, die darauf spezialisiert sind, genetische Sequenzen in die Zellen einzuschleusen. Virale Vektoren, die aus modifizierten Adenoviren oder Lentiviren bestehen, sind besonders effizient in der Genübertragung, da sie sich an spezifische Zelloberflächenmoleküle binden und ihr genetisches Material in die Zielzellen einbringen können. Diese Strategie hat bereits in mehreren klinischen Studien vielversprechende Ergebnisse gezeigt, insbesondere bei der gezielten Hemmung von Onkogenen oder der Überexpression tumorsuppressiver Gene. Nicht-virale Vektorsysteme, die auf Nanopartikeln oder Liposomen basieren, bieten eine weitere Möglichkeit, genetisches Material sicher und effizient in Tumorzellen zu transportieren, ohne das Risiko einer unerwünschten Immunreaktion, das mit viralen Vektoren verbunden sein kann.

Eine der revolutionärsten Entwicklungen in der Gentherapie ist die Einführung der CRISPR-basierten

Geneditierung, die es ermöglicht, gezielt Veränderungen in der Tumor-DNA vorzunehmen und krankheitsverursachende Mutationen direkt zu korrigieren. Das CRISPR-System, das ursprünglich aus bakteriellen Abwehrmechanismen gegen Viren abgeleitet wurde, erlaubt eine hochpräzise Modifikation des Erbguts, indem es spezifische DNA-Sequenzen erkennt und schneidet. Diese Technologie könnte langfristig eine gezielte genetische Korrektur in Tumorzellen ermöglichen, indem mutierte Onkogene deaktiviert oder verloren gegangene tumorsuppressive Gene wiederhergestellt werden. Darüber hinaus besteht die Möglichkeit, Resistenzen gegenüber konventionellen Krebstherapien zu reduzieren, indem genetische Mechanismen, die zur Unempfindlichkeit gegenüber bestimmten Medikamenten führen, gezielt ausgeschaltet werden.

Ein weiterer vielversprechender Ansatz in der Gentherapie ist die Nutzung regulatorischer Ribonukleinsäuremoleküle, die gezielt in die Expression von Tumorgenen eingreifen können. Mikro-Ribonukleinsäuren und kleine interferierende Ribonukleinsäuren spielen eine entscheidende Rolle in der posttranskriptionellen Kontrolle von Genen und können gezielt zur Hemmung von Onkogenen eingesetzt werden. Diese regulatorischen Moleküle binden an die Botenribonukleinsäure mutierter Tumorgene und verhindern deren Translation in funktionelle Proteine, wodurch das Tumorwachstum effektiv gehemmt werden kann. Klinische Studien untersuchen derzeit die Möglichkeit, solche regulatorischen Ribonukleinsäuremoleküle gezielt in Tumorzellen einzuschleusen, um deren Genexpression zu modulieren und das Fortschreiten der Erkrankung zu stoppen.

Trotz der vielversprechenden Fortschritte gibt es noch Herausforderungen, die überwunden werden müssen, bevor die Gentherapie in der Onkologie breitflächig angewendet werden kann. Eine der größten Schwierigkeiten besteht in der zielgerichteten Abgabe der genetischen Modifikationen an Tumorzellen, ohne dass gesunde Zellen beeinträchtigt werden. Während virale Vektoren eine hohe Effizienz in der Genübertragung aufweisen, können sie potenzielle Immunreaktionen auslösen, die die Sicherheit der Therapie beeinträchtigen. Nicht-virale Vektorsysteme bieten eine alternative Strategie, erfordern jedoch weitere Optimierung, um eine präzise und effiziente Genmodifikation in Tumorzellen zu gewährleisten.

Ein weiteres Problem besteht in der Heterogenität von Tumoren, da innerhalb eines Tumors verschiedene Zellpopulationen mit unterschiedlichen genetischen Eigenschaften existieren können. Dies kann dazu führen, dass nicht alle Krebszellen gleichermaßen auf eine gentherapeutische Intervention ansprechen, sodass resistente Zellklone überleben und das Tumorwachstum fortsetzen. Um diese Problematik zu lösen, wird intensiv daran geforscht, kombinierte Ansätze zu entwickeln, die verschiedene genetische Angriffspunkte gleichzeitig adressieren und so eine effektivere Kontrolle der Erkrankung ermöglichen.

Die kontinuierliche Weiterentwicklung der Gentherapie eröffnet in jedem Fall neue Perspektiven für die personalisierte Krebsbehandlung, da sie die Möglichkeit bietet, individuell auf die genetischen Eigenschaften eines Tumors zugeschnittene Behandlungsstrategien zu entwickeln. Durch die enge Verzahnung von Genomsequenzierung, bioinformatischer Analyse und innovativen Vektorsystemen wird es in Zukunft möglich sein, maßgeschneiderte Therapien für einzelne Patienten zu entwickeln, die gezielt in die molekularen Ursachen der Tumorentstehung eingreifen und so eine nachhaltige Kontrolle der Erkrankung ermöglichen. Die Kombination der Gentherapie mit anderen modernen Behandlungsansätzen wie der Immuntherapie oder der zielgerichteten Therapie könnte darüber hinaus synergistische Effekte erzeugen, die die Wirksamkeit weiter steigern und neue Behandlungsoptionen für bisher schwer therapierbare Tumoren schaffen. Die fortlaufende Forschung in diesem Bereich wird entscheidend sein, um die volle Bandbreite der Möglichkeiten, die die Gentherapie bietet, auszuschöpfen und langfristig eine tiefgreifende Veränderung in der Krebstherapie zu ermöglichen.

8.3.4. Onkolytische Viren

Die Nutzung von onkolytischen Viren stellt eine vielversprechende und innovative Strategie in der Krebstherapie dar, die darauf abzielt, Tumorzellen gezielt zu infizieren, sich innerhalb dieser Zellen zu vermehren und letztlich eine selektive Zellzerstörung herbeizuführen. Diese Methode nutzt die Tatsache, dass bestimmte Viren eine natürliche Affinität zu Krebszellen besitzen oder so modifiziert werden können, dass sie ausschließlich maligne Zellen befallen, ohne dabei gesundes Gewebe zu schädigen. Der Mechanismus dieser Therapie basiert darauf, dass sich die Viren nach dem Eindringen in die Tumorzellen replizieren und eine zytolytische Reaktion auslösen, die zur Lyse der infizierten Zellen führt. Dies führt nicht nur zur direkten Zerstörung der Tumorzellen, sondern auch zur Freisetzung von Tumorantigenen und anderen immunogenen Faktoren, die eine sekundäre Immunantwort auslösen und das körpereigene Immunsystem zur Bekämpfung verbliebener Krebszellen aktivieren.

Ein entscheidender Vorteil dieser Strategie liegt in der Fähigkeit der onkolytischen Viren, sich selektiv in Tumorgewebe anzusiedeln. Dies geschieht durch die Ausnutzung tumorspezifischer Merkmale, wie einer erhöhten Zellteilungsrate, veränderten Signalwegen oder der Defizienz antiviraler Abwehrmechanismen, die in Krebszellen oft herabgesetzt sind. Dadurch wird sichergestellt, dass sich die Viren bevorzugt in malignen Zellen vermehren, während gesunde Zellen unberührt bleiben. Ein weiteres wesentliches Merkmal dieser Viren ist ihre Fähigkeit, in die komplexe Immunregulation des Körpers einzugreifen. Durch die Lyse der Tumorzellen kommt es zur Freisetzung von tumorassoziierten Antigenen, die dem Immunsystem präsentiert werden und eine adaptive Immunantwort gegen den Tumor auslösen können.

Die Entwicklung gentechnisch modifizierter onkolytischer Viren hat das Potenzial dieser Therapie erheblich erweitert. Durch gezielte genetische Veränderungen können diese Viren so programmiert werden, dass sie zusätzlich immunstimulierende Faktoren exprimieren, die die körpereigene Immunabwehr verstärken. Beispielsweise können sie Gene für Zytokine oder kostimulatorische Moleküle enthalten, die eine gezielte Aktivierung von Immunzellen bewirken und somit eine stärkere Immunreaktion gegen den Tumor ermöglichen. Solche modifizierten Viren können nicht nur die direkte Zerstörung von Tumorzellen beschleunigen, sondern auch das Immunsystem in die Lage versetzen, nachfolgende Tumorrezidive frühzeitig zu erkennen und zu eliminieren.

Ein vielversprechender Ansatz ist die Kombination der onkolytischen Virus-Therapie mit bestehenden Immuntherapien, um synergistische Effekte zu erzielen. Der kombinierte Einsatz mit Immun-Checkpoint-Inhibitoren könnte dazu beitragen, dass sich die durch das Virus freigesetzten Tumorantigene effektiver gegen die Krebszellen richten. Während Immun-Checkpoint-Inhibitoren darauf abzielen, die hemmenden Mechanismen des Immunsystems aufzuheben und T-Zellen zu reaktivieren, kann die onkolytische Virus-Therapie als zusätzliche Quelle tumorassoziierter Antigene dienen, um die Immunantwort gezielt zu verstärken. Diese duale

Strategie könnte besonders wirksam sein, um Resistenzen gegenüber Immuntherapien zu überwinden, da durch die Virus-induzierte Tumorzellzerstörung eine anhaltende Immunüberwachung etabliert wird, die eine langfristige Kontrolle der Erkrankung ermöglicht.

Neben ihrer Rolle in der direkten Tumorzerstörung und Immunaktivierung können onkolytische Viren auch genutzt werden, um therapeutische Gene gezielt in das Tumorgewebe einzuschleusen. Durch genetische Modifikationen ist es möglich, Viren so zu konstruieren, dass sie spezifische antitumorale Substanzen wie Apoptose-induzierende Faktoren oder Enzyme zur Degradierung der extrazellulären Tumor-Matrix exprimieren. Dadurch könnte es möglich sein, die strukturelle Umgebung des Tumors zu destabilisieren und ihn für weitere therapeutische Maßnahmen zugänglicher zu machen.

Die Forschung im Bereich der onkolytischen Virus-Therapie hat in den letzten Jahren erhebliche Fortschritte gemacht, und erste klinische Studien haben vielversprechende Ergebnisse gezeigt. Besonders in Kombination mit anderen immunmodulatorischen Behandlungsformen könnten onkolytische Viren langfristig eine Schlüsselrolle in der personalisierten Krebsmedizin einnehmen. Die Weiterentwicklung dieser Strategie könnte dazu beitragen, neue Behandlungsoptionen für Patienten zu schaffen, die auf konventionelle Therapieformen nicht ansprechen, und die Effektivität der bestehenden immuntherapeutischen Ansätze weiter zu verbessern.

8.3.5. Fortschritte in der Zelltherapie

Fortschritte in der Zelltherapie eröffnen neue Perspektiven für die gezielte Bekämpfung von bösartigen Tumoren, insbesondere durch die Entwicklung genetisch modifizierter Immunzellen, die eine selektive Erkennung und Eliminierung von Krebszellen ermöglichen. Ein vielversprechender Ansatz ist die Weiterentwicklung chimärer Antigenrezeptor-T-Zellen für solide Tumoren wie Lungenkrebs. Diese Strategie basiert auf der genetischen Modifikation körpereigener T-Lymphozyten, sodass diese gezielt gegen Tumorzellen gerichtet werden können. Während die Therapie mit chimären Antigenrezeptor-T-Zellen bereits bei bestimmten Formen von Blutkrebs klinisch etabliert ist und hohe Ansprechraten zeigt, stellt die Anwendung dieser Technologie bei soliden Tumoren eine besondere Herausforderung dar.

Ein zentraler Mechanismus dieser Zelltherapie besteht darin, dass T-Lymphozyten mit einem synthetischen Rezeptor ausgestattet werden, der spezifisch auf Oberflächenmoleküle der Krebszellen abzielt. Die künstlich eingefügten chimären Antigenrezeptoren bestehen aus einer Antigenbindedomäne, die aus einem Antikörperfragment gewonnen wird, sowie aus intrazellulären Signalstrukturen, die eine starke Aktivierung der T-Zellen bewirken. Sobald die genetisch modifizierten Immunzellen in den Körper des Patienten zurückgeführt werden, erkennen sie gezielt die Tumorzellen, binden an deren Oberflächenmoleküle und initiieren eine Immunreaktion, die zur Zerstörung der Krebszellen führt.

Die Anwendung dieser Technologie auf solide Tumoren wie Lungenkrebs erfordert jedoch die Überwindung mehrerer Herausforderungen, da sich diese Tumoren in einer komplexen Mikroumgebung befinden, die das Wachstum von Krebszellen begünstigt und die Aktivität von Immunzellen hemmt. Die Tumormikroumgebung zeichnet sich durch eine Vielzahl immunsuppressiver Mechanismen aus, die darauf abzielen, die Erkennung durch das Immunsystem zu verhindern und die Effektivität von Immuntherapien einzuschränken. Dazu gehören die verstärkte Expression inhibitorischer Signalwege, die Rekrutierung immunsuppressiver Zellen sowie die Produktion entzündungshemmender Botenstoffe, die eine effiziente Immunantwort unterdrücken.

Um diese Hindernisse zu überwinden, werden genetische Modifikationen der chimären Antigenrezeptor-T-Zellen entwickelt, die deren Fähigkeit verbessern, sich in der Tumorumgebung zu etablieren und immunsuppressiven Mechanismen entgegenzuwirken. Dazu gehört beispielsweise die Integration zusätzlicher Signalstrukturen, die eine verstärkte Resistenz gegen hemmende Signale aus der Tumorumgebung bewirken. Durch die Kombination kostimulatorischer Moleküle können modifizierte Immunzellen so programmiert werden, dass sie eine anhaltende Aktivierung aufrechterhalten und nicht durch tumorspezifische Immunsuppressionsmechanismen deaktiviert werden.

Ein weiterer innovativer Ansatz besteht in der gezielten Anpassung der modifizierten T-Zellen an die spezifischen Stoffwechselbedingungen innerhalb des Tumors. Solide Tumoren schaffen eine mikrobiologische Umgebung, die durch eine begrenzte Verfügbarkeit von Sauerstoff und Nährstoffen sowie eine hohe Konzentration von Stoffwechselprodukten gekennzeichnet ist, die die Aktivität von Immunzellen hemmen. Neue Entwicklungen in der Zelltherapie zielen darauf ab, die metabolische Anpassungsfähigkeit der chimären Antigenrezeptor-T-Zellen zu verbessern, sodass sie unter diesen ungünstigen Bedingungen eine hohe Effektivität beibehalten und eine nachhaltige Immunantwort gegen den Tumor auslösen können.

Zusätzlich wird untersucht, wie sich diese zellulären Immuntherapien mit anderen Behandlungsformen kombinieren lassen, um eine synergistische Wirkung zu erzielen. Eine vielversprechende Strategie ist die Kombination mit Immun-Checkpoint-Inhibitoren, die hemmende Signale innerhalb der Tumormikroumgebung blockieren und damit die Aktivität der chimären Antigenrezeptor-T-Zellen weiter verstärken können. Auch die Kombination mit onkolytischen Viren oder personalisierten Krebsimpfstoffen könnte dazu beitragen, eine verbesserte Antigenpräsentation zu erreichen und so die Effektivität der Zelltherapie weiter zu steigern.

Die Fortschritte in der Entwicklung chimärer Antigenrezeptor-T-Zellen für solide Tumoren könnten langfristig eine neue therapeutische Option für Patienten mit Lungenkrebs darstellen, insbesondere für diejenigen, die auf herkömmliche Therapieformen nicht ansprechen oder eine Resistenz gegenüber bestehenden Behandlungen entwickelt haben. Die kontinuierliche Weiterentwicklung dieser personalisierten Zelltherapien und ihre Integration in multimodale Behandlungsstrategien könnte dazu beitragen, die Immunantwort gegen solide Tumoren zu verbessern und langfristig zu einer effektiveren und nachhaltigeren Kontrolle der Erkrankung beizutragen.

Die Integration dieser innovativen Therapieansätze in die klinische Praxis erfordert eine sorgfältige wissenschaftliche Evaluierung in präklinischen und klinischen Studien, um die Sicherheit und Wirksamkeit dieser neuen Methoden zu validieren. Die kontinuierliche Weiterentwicklung dieser Strategien könnte langfristig zu einer Transformation der Lungenkrebsbehandlung führen, indem sie eine individuellere, gezieltere und effektivere Bekämpfung der Erkrankung ermöglicht. Die Kombination klassischer Behandlungsformen mit neuen, biologisch fundierten Therapien stellt einen entscheidenden Schritt in Richtung einer präziseren und langfristig erfolgreicheren Krebsbekämpfung dar.

9. Praxisbeispiele

9.1 Diagnostische Herausforderungen

Die diagnostische Abklärung von Lungenkrebs ist häufig mit erheblichen Herausforderungen verbunden, da die klinische Präsentation, die Bildgebung und die molekularen Charakteristika des Tumors interindividuell stark variieren können. In vielen Fällen sind die Symptome unspezifisch, was zu diagnostischen Verzögerungen führt und die frühzeitige Identifikation der Erkrankung erschwert. Die Unterscheidung zwischen malignen und benignen pulmonalen Läsionen erfordert eine sorgfältige Korrelation klinischer, radiologischer, histopathologischer und molekularbiologischer Befunde, um eine präzise Diagnose zu stellen und die optimale Therapieentscheidung zu treffen.

Ein Beispiel für eine diagnostische Herausforderung stellt ein Patient mit einer isolierten pulmonalen Rundherderkrankung dar, die im Rahmen einer Routinebildgebung entdeckt wurde. Die morphologische Beurteilung mittels Computertomographie zeigt eine unregelmäßig begrenzte Läsion mit erhöhtem Kontrastmittel-Enhancement, was auf eine maligne Genese hinweisen könnte. Dennoch sind entzündliche oder granulomatöse Erkrankungen, insbesondere bei Patienten mit chronischen Infektionen oder autoimmunen Erkrankungen, differenzialdiagnostisch in Betracht zu ziehen. Die Positronen-Emissions-Tomographie-Computertomographie zeigt eine moderate metabolische Aktivität, die jedoch nicht eindeutig zwischen einem entzündlichen und einem malignen Prozess differenzieren lässt. Eine bronchoskopische Biopsie liefert zunächst nur nekrotisches Material ohne eindeutigen Tumornachweis, sodass eine transthorakale Feinnadelbiopsie erforderlich ist, um eine histopathologische Sicherung zu erzielen. Die anschließende molekulare Analyse zeigt eine aktivierende Mutation in einem tumorspezifischen Wachstumsfaktor-Rezeptor, was eine gezielte Therapie mit einem spezifischen Tyrosinkinase-Inhibitor ermöglicht.

Ein weiteres Beispiel betrifft einen Patienten mit multiplen pulmonalen Rundherden, die initial als potenzielle Metastasen eines primären extrapulmonalen Tumors interpretiert wurden. Die Anamnese zeigt jedoch keine Hinweise auf eine bekannte maligne Grunderkrankung. Die histopathologische Untersuchung einer der Läsionen ergibt das Bild eines muzinösen Adenokarzinoms mit einer spezifischen genetischen Fusion, die auf einen primären Lungenkrebs hinweist. Die molekulare Subtypisierung bestätigt das Vorliegen eines seltenen muzinösen Adenokarzinoms mit disseminiertem Wachstumsmuster, das aufgrund seiner radiologischen Erscheinung leicht mit einer diffusen Metastasierung verwechselt werden kann. Die Diagnose hat wesentliche therapeutische Konsequenzen, da eine systemische zielgerichtete Therapie eingesetzt werden kann, die auf die genetische Alteration des Tumors ausgerichtet ist.

Eine weitere diagnostische Herausforderung stellt sich bei einem Patienten mit persistierender Heiserkeit und intermittierender Dyspnoe ohne typische pulmonale Symptome. Die initiale klinische Untersuchung ergibt eine Lähmung einer Stimmlippe, was eine neurologische oder mechanische Ursache vermuten lässt. Eine weiterführende bildgebende Untersuchung zeigt eine mediastinale Raumforderung, die in enger anatomischer Beziehung zum linken Nervus recurrens liegt. Die feingewebliche Diagnostik bestätigt das Vorliegen eines lokal fortgeschrittenen Plattenepithelkarzinoms der Lunge mit direkter Infiltration des Mediastinums. In diesem Fall ist die primäre Resektion nicht möglich, sodass eine multimodale Therapie mit kombinierter Strahlen- und Chemotherapie erforderlich wird.

Ein weiteres Beispiel betrifft einen Patienten mit unklaren neurologischen Symptomen, die sich durch intermittierende Kopfschmerzen, kognitive Einschränkungen und fokale neurologische Defizite manifestieren. Die bildgebende Untersuchung des Gehirns zeigt multiple kontrastmittelaufnehmende Läsionen, die zunächst als primäre Hirntumoren interpretiert werden könnten. Eine weiterführende Diagnostik mit Magnetresonanztomographie der Lunge zeigt jedoch eine subpleurale Läsion, die radiologisch einem peripheren Adenokarzinom entspricht. Die histopathologische Untersuchung eines der zerebralen Läsionen bestätigt das Vorliegen von Hirnmetastasen eines primären Lungenkarzinoms. Die therapeutische Strategie umfasst eine systemische Immuntherapie in Kombination mit einer gezielten stereotaktischen Strahlentherapie zur Kontrolle der zerebralen Metastasen.

Die Diagnosestellung und Therapieplanung bei Lungenkrebs erfordert eine präzise interdisziplinäre Zusammenarbeit, da viele Fälle komplexe Differenzialdiagnosen, multiple diagnostische Verfahren und eine individualisierte therapeutische Strategie erfordern. Fortschritte in der molekularen Diagnostik, der hochauflösenden Bildgebung und der interdisziplinären Therapieplanung haben dazu beigetragen, dass diagnostische Unsicherheiten zunehmend reduziert werden und maßgeschneiderte Behandlungsstrategien entwickelt werden können, die auf die individuellen biologischen und klinischen Charakteristika der Erkrankung abgestimmt sind.

9.2 Multimodale Therapieansätze

Die Behandlung von Lungenkrebs erfordert einen multimodalen Therapieansatz, der die enge Zusammenarbeit verschiedener medizinischer Disziplinen voraussetzt, um eine individualisierte und bestmöglich abgestimmte Therapie für jeden Patienten zu gewährleisten.

Die Integration chirurgischer, strahlentherapeutischer, systemischer und supportiver Maßnahmen ermöglicht eine umfassende Behandlung, die sowohl die onkologische Kontrolle als auch die Lebensqualität der Patienten optimiert. Die Wahl der therapeutischen Strategie hängt von einer Vielzahl klinischer und biologischer Faktoren ab, darunter das Krankheitsstadium, die histopathologischen und molekularbiologischen Eigenschaften des Tumors, der Allgemeinzustand des Patienten sowie potenzielle Begleiterkrankungen.

Die chirurgische Behandlung stellt bei nicht-kleinzelligem Lungenkrebs in frühen Stadien die bevorzugte Therapieoption dar, da sie eine vollständige Tumorentfernung ermöglicht und damit die besten langfristigen Überlebenschancen bietet. Die Entscheidung für eine chirurgische Resektion wird in interdisziplinären Tumorkonferenzen getroffen, in denen Chirurgen, Onkologen, Strahlentherapeuten und Radiologen gemeinsam den optimalen Behandlungsplan entwickeln. Bei Patienten mit eingeschränkter Lungenfunktion oder fortgeschrittener Tumorinfiltration kann eine neoadjuvante Therapie mit Chemotherapie oder Strahlentherapie eingesetzt werden, um die Tumormasse vor der Operation zu verkleinern und die Resektabilität zu verbessern.

Die Strahlentherapie spielt eine essenzielle Rolle in der Behandlung lokal fortgeschrittener Tumoren, die nicht primär operabel sind oder bei denen eine postoperative Tumorreste nachweisbar sind. Moderne Bestrahlungstechniken ermöglichen eine präzise Applikation der Strahlendosis mit maximaler Schonung des umgebenden gesunden Gewebes, wodurch die Wirksamkeit der Behandlung gesteigert und das Risiko strahlenbedingter Nebenwirkungen minimiert wird. Die Kombination von Strahlentherapie mit systemischer Behandlung wird insbesondere bei Patienten mit mediastinaler

Lymphknotenbeteiligung eingesetzt, um eine bessere Tumorkontrolle zu erreichen.

Die systemische Therapie umfasst Chemotherapie, zielgerichtete Therapie und Immuntherapie, die je nach molekularer Charakteristik des Tumors individuell angepasst werden. Die Chemotherapie wird sowohl als neoadjuvante als auch als adjuvante Behandlung eingesetzt, um die Wahrscheinlichkeit eines Rezidivs zu reduzieren oder die Tumorlast in fortgeschrittenen Stadien zu senken. Die zielgerichtete Therapie basiert auf der Identifikation genetischer Treibermutationen, die durch spezifische Inhibitoren gehemmt werden können, wodurch eine gezieltere und oft nebenwirkungsärmere Behandlung ermöglicht wird. Die Immuntherapie hat sich insbesondere beim nicht-kleinzelligen Lungenkrebs als bahnbrechend erwiesen, da sie das körpereigene Immunsystem aktiviert, um Tumorzellen effektiver zu bekämpfen.

Die Kombination verschiedener Behandlungsmodalitäten erfordert eine enge interdisziplinäre Abstimmung, um eine optimale Sequenzierung und Dosierung der Therapien sicherzustellen. In bestimmten Fällen kann eine simultane oder sequenzielle Anwendung von Chemotherapie und Strahlentherapie erforderlich sein, um eine synergistische Wirkung zu erzielen und das Therapieansprechen zu verbessern. Patienten mit oligometastasiertem Lungenkrebs können von einer lokal ablativen Behandlung in Kombination mit systemischer Therapie profitieren, indem gezielte interventionelle

Maßnahmen zur Kontrolle einzelner Metastasen eingesetzt werden.

Die supportive Therapie ist ein integraler Bestandteil multimodaler Behandlungsstrategien, da sie darauf abzielt, therapiebedingte Nebenwirkungen zu minimieren und die Lebensqualität der Patienten zu erhalten. Die frühzeitige Integration palliativer Maßnahmen kann dazu beitragen, Symptome wie Schmerzen, Fatigue und Atemnot zu kontrollieren und so die Therapieadhärenz zu verbessern. Die psychoonkologische Betreuung, physiotherapeutische Unterstützung und ernährungsmedizinische Interventionen spielen eine entscheidende Rolle, um Patienten während der gesamten Behandlungsdauer optimal zu begleiten.

Die zunehmende Individualisierung der Therapieansätze durch molekulare Diagnostik, personalisierte Therapieoptionen und innovative Technologien erfordert eine kontinuierliche interdisziplinäre Zusammenarbeit. Die Etablierung von spezialisierten Tumorboards, die regelmäßige Überprüfung der Therapieanpassungen und der Austausch zwischen den verschiedenen Fachrichtungen tragen dazu bei, die bestmöglichen Behandlungsergebnisse zu erzielen. Die multimodale Therapie stellt somit einen essenziellen Ansatz in der modernen Lungenkrebsbehandlung dar, der die Kombination verschiedener Behandlungsstrategien nutzt, um die Prognose der Patienten zu verbessern und ihnen eine möglichst hohe Lebensqualität zu ermöglichen.

9.3 Langzeitüberleben und Lebensqualität

Die Verbesserung der Lebensqualität von Patienten mit Lungenkrebs, insbesondere von Langzeitüberlebenden, erfordert einen ganzheitlichen Behandlungsansatz, der über die rein onkologische Therapie hinausgeht und physische, psychische und soziale Aspekte berücksichtigt. Fortschritte in der Diagnostik und Therapie haben dazu geführt, dass eine zunehmende Anzahl von Patienten eine langfristige Krankheitskontrolle erreicht, wodurch die Bedeutung der Nachsorge, der Bewältigungsstrategien und der individuellen Unterstützungskonzepte weiter in den Fokus rückt.

Die physische Gesundheit von Langzeitüberlebenden wird maßgeblich durch die funktionelle Erholung nach onkologischen Therapien bestimmt. Die Lungenfunktion kann durch chirurgische Eingriffe, Strahlentherapie und systemische Behandlungen beeinträchtigt werden, sodass rehabilitative Maßnahmen eine zentrale Rolle bei der Wiederherstellung der Atemkapazität spielen. Atemphysiotherapie, gezieltes körperliches Training und individuelle Bewegungsprogramme können dazu beitragen, die körperliche Belastbarkeit zu steigern und therapiebedingte Einschränkungen zu minimieren. Die langfristige Überwachung der Lungenfunktion ist essenziell, um eine frühzeitige Intervention bei Komplikationen wie einer restriktiven Ventilationsstörung oder einer strahleninduzierten Pneumonitis zu ermöglichen.

Die Reduktion therapieassoziierter Nebenwirkungen trägt wesentlich zur Verbesserung der Lebensqualität bei. Systemische Behandlungen können zu persistierenden Symptomen wie Fatigue, neuropathischen Beschwerden oder gastrointestinalen Störungen führen, die eine gezielte symptomatische Therapie erfordern. Die Anpassung der Ernährung, die Unterstützung durch spezialisierte Schmerztherapeuten und die Integration komplementärer medizinischer Ansätze können dazu beitragen, das allgemeine Wohlbefinden zu stabilisieren. Langfristige Nebenwirkungen der onkologischen Behandlung, einschließlich kardiovaskulärer oder metabolischer Komplikationen, erfordern eine interdisziplinäre Nachsorge, um die Entstehung sekundärer Erkrankungen zu verhindern und die langfristige Gesundheit der Patienten zu erhalten.

Die psychische Belastung stellt eine wesentliche Herausforderung für Langzeitüberlebende dar, da die Erfahrung einer lebensbedrohlichen Erkrankung zu emotionalen und kognitiven Veränderungen führen kann. Angst vor einem Krankheitsrückfall, depressive Verstimmungen und posttraumatische Belastungsreaktionen sind häufige Begleiterscheinungen, die eine gezielte psychoonkologische Betreuung erforderlich machen. Die frühzeitige Integration psychotherapeutischer Interventionen, der Austausch mit anderen Betroffenen in Selbsthilfegruppen und der Zugang zu spezialisierten Beratungsangeboten können die emotionale Resilienz stärken und die psychische Lebensqualität nachhaltig verbessern.

Die soziale Reintegration ist ein wichtiger Aspekt, da viele Patienten nach einer intensiven onkologischen Behandlung mit Herausforderungen in ihrem beruflichen und sozialen Umfeld konfrontiert sind. Die Rückkehr in den Arbeitsalltag kann durch funktionelle Einschränkungen oder anhaltende Erschöpfung erschwert werden, sodass eine enge Zusammenarbeit mit rehabilitativen Einrichtungen und sozialmedizinischen Diensten erforderlich ist, um eine schrittweise Wiedereingliederung zu ermöglichen. Die soziale Unterstützung durch Angehörige, Freunde und professionelle Begleiter spielt eine zentrale Rolle, um die Lebensqualität aufrechtzuerhalten und die Anpassung an die veränderte Lebenssituation zu erleichtern.

Die Bedeutung der langfristigen medizinischen Nachsorge liegt nicht nur in der Überwachung des Tumorverlaufs, sondern auch in der frühzeitigen Identifikation und Behandlung therapiebedingter Komplikationen. Regelmäßige Kontrolluntersuchungen, einschließlich bildgebender Diagnostik, laborchemischer Analysen und funktioneller Tests, ermöglichen eine präzise Verlaufsbeobachtung und eine frühzeitige Anpassung der Therapie, falls erforderlich. Die enge interdisziplinäre Zusammenarbeit zwischen Onkologen, Pulmologen, Kardiologen, Psychologen und Rehabilitationsmedizinern trägt dazu bei, eine umfassende und individuell abgestimmte Nachsorge zu gewährleisten.

Die aktive Einbindung der Patienten in den Behandlungsprozess, die Förderung eines gesunden Lebensstils und die kontinuierliche psychologische und soziale Unterstützung sind entscheidende Faktoren, um die Lebensqualität langfristig zu verbessern. Durch die Fortschritte in der personalisierten Medizin, der molekularen Diagnostik und der innovativen Therapieansätze haben sich die Überlebenschancen von Patienten mit Lungenkrebs signifikant erhöht, wodurch die Optimierung der Langzeitbetreuung zunehmend an Bedeutung gewinnt. Die ganzheitliche Betrachtung der individuellen Bedürfnisse jedes Patienten, die kontinuierliche Anpassung der medizinischen und psychosozialen Betreuung sowie die Förderung von Selbstmanagementstrategien sind essenziell, um die Lebensqualität von Langzeitüberlebenden zu maximieren und ihnen eine möglichst aktive und erfüllte Lebensführung zu ermöglichen.

9. Fazit und Ausblick

Diese Untersuchung verdeutlicht eindrucksvoll, wie medizinische Fortschritte die Prognose und Lebensqualität von Patienten in den letzten Jahren erheblich verbessert haben. Die Ergebnisse zeigen, dass moderne Diagnoseverfahren, personalisierte Therapieansätze und innovative Behandlungsstrategien immer gezieltere und effektivere Möglichkeiten zur Krankheitskontrolle bieten. Besonders die Weiterentwicklung der Immuntherapie, zielgerichteter Medikamente, Zell- und Gentherapien sowie minimalinvasiver Diagnosemethoden hat dazu beigetragen, dass Lungenkrebs in vielen Fällen nicht mehr als unüberwindbare Diagnose betrachtet werden muss, sondern zunehmend als eine langfristig kontrollierbare Erkrankung gilt.

Die Untersuchung macht deutlich, dass durch ein präziseres Verständnis der molekularen und immunologischen Mechanismen der Erkrankung maßgeschneiderte Therapien möglich geworden sind, die sowohl das Überleben verlängern als auch die Nebenwirkungen herkömmlicher Behandlungsansätze reduzieren. Die kontinuierliche Weiterentwicklung neuer Therapieoptionen, die enge interdisziplinäre Zusammenarbeit in der Onkologie und die zunehmende Individualisierung der medizinischen Versorgung eröffnen Patienten völlig neue Perspektiven.

Die Ergebnisse liefern nicht nur wertvolle wissenschaftliche Erkenntnisse, sondern geben auch Hoffnung, dass die Fortschritte in der modernen Medizin die Überlebenschancen weiter steigern werden. Die enge Verbindung von Forschung und klinischer Praxis ermöglicht es, neue Therapieansätze rasch in die Behandlung zu integrieren und damit die Perspektiven von Patienten mit Lungenkrebs kontinuierlich zu verbessern. Langfristig wird dieser medizinische Fortschritt dazu beitragen, die Erkrankung nicht nur effektiver zu kontrollieren, sondern sie in immer mehr Fällen erfolgreich zu behandeln.